U0069300

對抗 SARS 自保手冊

曾小歌◆著

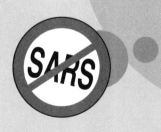

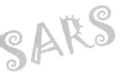

推薦序

預防保健，一定要懂！

台大醫院小兒感染科主任
黃立民

SARS的致死率相當高，主要是因為重症患者常伴隨呼吸衰竭。根據估計，SARS流行初期的死亡率約在百分之二左右，隨著疫情擴散，死亡率目前已升高到百分之四左右。

為了對抗這個世紀大殺手，台大醫院成立「SARS研究團隊」，專事檢測試劑、細胞免疫療法及疫苗等研究，長期從事愛滋病毒研究的我也臨時被徵召，暫時擱置其他研究計畫，全力投入SARS研究。

SARS病毒研究有其一定的風險，但為了台灣爭口氣，台大SARS研究團隊每天躲在實驗室裡「孵」病毒、抓病毒，每天在實驗室中加班到深夜。儘管因

為工作太晚，太太已有微詞，但當高全良老師逮到台灣第一隻本土病毒，看見病毒從細胞膜跑出來的那一剎那，我們都好像看見小寶寶「誕生」似的，令人非常興奮！

　　儘管世界衛生組織訂定的SARS通報標準，包括體溫超過攝氏三十八度、到過感染區、曾與SARS病例接觸、X光片有肺炎變化等條件，多是從流行病學的防疫角度出發。然而，臨床上觀察到病人的症狀和病程變化，往往和這些標準不同。台灣應就本土病例狀況，適度調整通報標準。

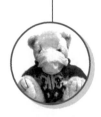

　　從台灣發現SARS疑似病例至今，衛生署連第一線的治療準則都沒有，醫師該怎麼做，全是從媒體上看來的。由於SARS病原仍舊是謎，社區居民有任何疑慮都算合理，衛生署得弄出一套準則，包括病患痊癒後生活垃圾、糞便的處理等，才能消除民眾的疑慮。

　　有人說到是透過蟑螂傳播的，這就饒富趣味了。

　　一開始我就認為，應該是近距離的飛沫傳染；而我另一個推論是，SARS病毒依附在環境中存活的時間比一般病毒來得長，所以當飛沫還依附在環境時，

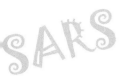

有蟑螂或老鼠爬過去,再把病毒帶到不同樓層,就造成了疫情。這樣的說法,與我原先的推論並沒有衝突。

空氣感染,是不可能的。否則感染的人數一定更多!蟑螂傳播病毒的說法,其實是「接觸傳染」的延伸,如果有像蟑螂的活動媒介,帶著存活時間頗長的病毒到處散布,也比較可以解釋香港淘大社區這樣大規模的感染情況。

美國疾病管制中心曾經懷疑是冠狀病毒和副黏液病毒共同發威,才導致病症來勢洶洶。不過,我認為,可能性不大。因為以病毒的特性及臨床經驗來看,兩種病毒同時感染的可能性很低,應只是單一變種病毒感染。

不同病毒會互相干擾,當一種病毒進入細胞時,會產生一種物質,使另一種病毒無法侵入。至於B型肝炎病毒與D型肝炎病毒同時存在,是因為D型肝炎病毒本身有缺陷,必須有B型肝炎存在時才能感染人類,這畢竟只是特例而已。即使有患者同時感染兩種病毒,也不會同時再將兩種病毒傳給其他患者,尤其是急性的疾病,這種情況非常少見,不像慢性疾病,

iii

推薦序

可能因感染一種疾病導致身體虛弱，而再感染其他疾病。

事實上，冠狀病毒群與副黏液病毒群的病毒都是核糖核酸病毒，但冠狀病毒的毒性沒有副黏液病毒強。冠狀病毒有兩型，通常只引起上呼吸道輕微感染，造成病患流鼻水、咳嗽等輕微症狀；而副黏液病毒群不但會引起上呼吸道感染症狀，連下呼吸道也會受感染，造成肺炎等症狀。

「素行不良」的副黏液病毒群，包括副流行性感冒病毒、麻疹病毒、呼吸道融合病毒與人類間質肺病毒。

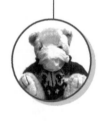

如果要「押寶」，我會選擇押在副黏液病毒科類的病毒。因為副黏液病毒「前科累累」，包括一九九四年發現的亨德拉病毒及一九九九年發現的立百病毒，都是副黏液病毒的突變種，顯示這類病毒很容易突變；而目前包括加拿大、德國、香港等實驗室，都將致病原鎖定在人類間質肺病毒，也是副黏液病毒科的一種。而加拿大、德國的醫學水準並不在美國之下。

國內呼吸治療技術水準，其實和新加坡差不多，

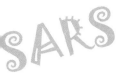

初期台灣曾使用非典型肺炎的藥物來治療患者，但香港使用抗病毒藥物雷巴威林（Ribavirin）來對付冠狀病毒，對國內治療病患方面也有相當的啓發。

近期國內醫師在處理SARS病患上已經累積不少經驗，我們測試SARS免疫螢光試劑也已經出爐了。這項試劑可偵測SARS患者發病兩週後的抗體，敏感度達九成以上，二、三個小時就能完成檢驗。這項檢驗方法可和PCR檢驗方法互補，讓SARS診斷更加準確。台大醫院蒐集十多名患者和十名健康人的血清檢體，兩相比對後，發現檢驗試劑在偵測IgG抗體時，敏感度超過九成，可準確在SARS病患患病兩週後，檢出他們的體內抗體。不過，該試劑對患病初的ＩｇＭ抗體檢測情形還不理想，有可能是對病患的採血時機不對，過了急性感染期，研究必須再做調整，還有改善的空間。

對於民眾來說，防疫的自覺心反而更重要。相關知識一定要有。一旦發現自己出現發燒、肌肉痠痛、輕微腹瀉、乾咳、呼吸困難等症狀時，就得懷疑自己是否染上不明肺炎了，而且有症狀時最好避免搭飛機或處在密閉空間裡。

　　由於飛行過程可能造成患者與民眾密切接觸，尤其是旅客正好坐在病患隔壁，更容易受到感染。整架飛機的人都戴口罩是很奇怪的現象，但雖非很好的辦法，卻是唯一的辦法。另外，這陣子上醫院的民眾，在經過急診、門診、藥局或採血部門時，也別忘了戴上口罩，這也是有效的預防方法。

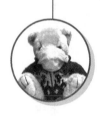

　　揚智文化事業公司因應時局的需要，此時此刻推出「SARS自保手冊」，由資深的醫藥記者曾小歌寫的這本非常實用的手冊，除了詳述疫情的來龍去脈、全球各地的對抗措施、奮戰情況，並提出了一般人應該遵守的十二項防疫手則之外，還廣泛蒐尋中西醫預防保健的偏方，並有專家學者增強免疫力的養生祕笈。本書內容非常完整、實用，文筆也很流暢易讀，相信對各個階層民眾的幫助都是很大的。是故，樂為之序。

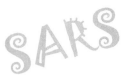

序

對抗SARS，自保也助人

　　SARS疫情迅速地在各國家蔓延，SARS讓人生畏的並非它的病情，而是它的感染源及傳染過程無法掌握，有疫情的國家或地區莫不嚴正以對，包括了台灣。這場防疫戰不僅是有疫情傳出的國家才投入，WHO世界衛生組織也緊急派員作調查。世界級的生化研究者、防疫專家紛紛加入了SARS團隊，並相互討教與研發疫情相關病毒及有效防疫措施。

　　和平醫院傳出醫護人員感染事件後，讓台灣陷入恐慌，政府和相關單位引發口水戰，讓民眾覺得力氣用錯地方。萬事都莫急於救治與防疫，網路上大家互相傳遞著SARS的相關資料；寄給SARS醫療與隔離的人員打氣的信，防疫人員與義工為社會示範，站在防疫的第一線，為社會全體健康，做出犧牲奉獻的榜樣，這是十分了不起的行為。

新加坡傳出SARS疫情後,其衛生部、教育部、交通部合作無間,對SARS感染者全力追蹤,當機立斷的對相關學校停課,機場及入出境關口置檢疫器材,對疫政單位認定須隔離者,有效監控及管制,重罰違反隔離規定者,也適度補償受管制者的生計損失。反觀台灣,政府目前也正在進行這項緊急措施,雖步調慢了些,亡羊補牢也有它的成效,重要的是民眾的配合。

防疫,不只是政府的工作,您們可能是病患或是家屬、基層人員、醫護人員、行政人員,但都是一員百姓,要做的,就是從自身做起,這時真的是「你的安全,就是大家最好的保障」,自保自己不要成為感染者。

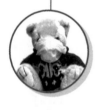

《對抗SARS自保手冊》希望能讓讀者「自發的」保護自己,相互照顧。化被動為主動,正面投入工作,為防疫努力,為台灣加油。

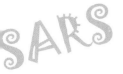

目　錄

第三章　防疫，戒嚴令下

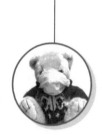

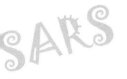

目

錄

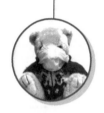

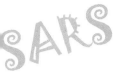

xiii

目錄

第八章　　必須糾正的觀念

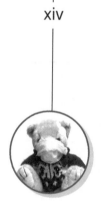

第一章
破壞王SARS

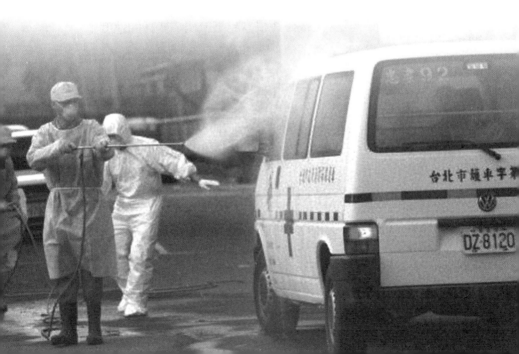

嚴重急性呼吸道症候群，世紀新浩劫

科學家曾預言二十一世紀是「病毒的世紀」，不幸這樣的預言被說中了！近年來，所謂的「禽流感」、「腸病毒」和現今正在流行的「SARS」，都是令人驚恐萬分的新病毒。

專家認為，新世紀的病毒，比以往任何時代更令人聞之色變的原因是，它是有性生殖的，能自由交配結合，短期內就能繁衍成基因突變、殺傷力更強的病毒。換句話說，它擁有令人難以置信的繁殖突變能力。

醫學界原本以為光憑疫苗、抗生素，就足以成功控制各類傳染病。不料新病毒每二十分鐘就能產生更新的一代，現代醫藥根本趕不上病毒變種的速度！

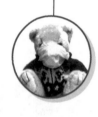

美國紐約市曾在多重抗藥性肺結核流行時，將病人強制隔離到治癒為止。這次SARS流行，台灣衛生署和台北市衛生局對應採取的隔離方式有所不同，也成為新聞話題之一。不過，因為強制隔離治療期可能長達二年，簡直比坐牢還令人沮喪！

到底什麼是SARS呢？這是世界衛生組織（WHO）

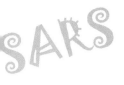

於今年（二〇〇三年）三月十五日公布的名稱。在此之前，被稱為「非典型肺炎」。由於名稱很特別，有一陣子，各行各業還喜歡套用這個詞彙——如「非典型××」、「非典型××」，來開開玩笑。直到事態嚴重了，SARS正名為「**嚴重急性呼吸道症候群**」之後，從此很少人再提及舊名了。

這件事的過程，是開始於今年二月廿六日越南河內的一位美國商人因高燒、乾咳、肌肉痛及輕微喉嚨痛，被送進越南河內一家醫院。四天後，這位美國商人呼吸困難、嚴重血小板缺乏，並出現成人呼吸窘迫，需要用到呼吸器急救。後來，轉送到香港治療，不久就死亡了。

接著，在香港、越南陸續出現非典型肺炎合併有呼吸道感染症狀的案例。至於與去年十一月開始的廣東肺炎疫情有什麼關聯，還不十分確定，只能懷疑是一種尚未經證實的病毒感染所引起。其特點為發生瀰漫性肺炎及呼吸衰竭，比過去所知病毒、細菌引起的非典型肺炎嚴重，因此取名為「嚴重急性呼吸道症候群」，英文簡稱為SARS。

第一章

SARS症狀：高燒咳嗽呼吸急促，潛伏期七至十天

　　根據台灣衛生署疾病管制局的解釋，SARS的主要症狀為發高燒（高於38℃）、咳嗽、呼吸急促或呼吸困難。如果透過胸部X光檢查，可發現患者的肺部病變。SARS還可能伴隨著其他症狀出現，例如：頭痛、肌肉僵直、食慾不振、倦怠、意識紊亂、皮疹及腹瀉等等。

　　SARS潛伏期從二到七天不等，最常見者為三到五天，為求審慎，潛伏期觀察可延長為十天到兩個星期。

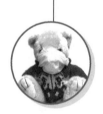

　　SARS最嚴重會出現瀰漫性肺炎，氧氣交換下降，導致肺部缺氧，所以病人會呼吸困難、缺氧，甚至導致死亡。

　　治療嚴重急性呼吸道症候群的患者，雖然已經嘗試使用幾種藥物，但是到目前為止，仍無預防或治療的建議用藥。抗生素是沒有用的。

　　現在的情形，只好由具有防護知識的醫護專業人員進行「症狀治療」；在良好的支持性照護下，許多

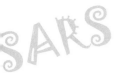

國家已有一些病人從加護病房轉到一般病房。

　　至於患者「症狀治療」的實況如何呢？根據衛生署疾病管制局提供的資訊如下：

　　疾病通常先以發燒為前趨症狀（高於38℃），通常為高溫，有時會發冷及寒顫；有時尚伴隨著其他症狀包括頭痛、倦怠及肌肉痛。有些病人發病時會產生輕微的呼吸道症狀。雖然有部分病人在發燒時會發生腹瀉，但通常並不會有皮疹及神經或腸胃道症狀。

　　三至七天後進入下呼吸道期（lower respiratory phase），開始沒有痰的乾咳，或因呼吸困難而導致血氧過低。有百分之十至二十的病人，呼吸道疾患嚴重到必須插管及使用呼吸器。合乎目前世界衛生組織SARS極可能（probable）及疑似病例定義者之致死率約為百分之三。

　　在發燒前驅症狀，甚至整個病程，胸部X光攝影可能正常。不過在大部分的病患，呼吸道時期（respiratory phase）的特性為從早期的局部（focal）浸潤，進展到較廣泛性、斑狀（patchy）、間質性浸潤，有些SARS晚期病人的胸部X光攝影可見部分區域實質化（consolidation）。

5

第一章

破壞王 SARS

在病程早期，淋巴球數目通常會下降，整體白血球數目一般為正常或下降。在呼吸道疾患最嚴重時，

SARS與一般感冒徵兆、症狀比較表

徵兆	流行性感冒（Flu）	普通感冒（Cold）	嚴重急性呼吸道症候群（SARS）
症狀的開始	症狀突然發生且在數小時之內惡化。	症狀逐漸發生，從鼻塞開始。	發燒（高於38℃）。
喉嚨痛	偶有明顯的喉嚨痛。	喉嚨沙沙的，較不嚴重。	程度不明的喉嚨痛。
發燒	高溫（體溫高於38℃）	較少見發燒，如果有的話，溫度也只有些微的升高。	高溫2天以上。（體溫高於38度）
頭痛	通常伴隨嚴重的頭痛。	偶爾會有輕微的頭痛。	程度不明的頭痛
痠痛	會造成全身性的關節疼痛，會有明顯且持續的疲勞與虛弱。	較輕微或少見。	頸痛、肌肉僵直或痠痛。
咳嗽與噴嚏	症狀開始之後的頭一、二天之內通常會咳嗽，打噴嚏則較不常見。	通常會有打噴嚏與鼻塞。	乾咳。
病程	疾病期為1-2週，常有胸腔不適感。	短期間可復原。	最好的治療方式尚未明朗。死亡率約3%。
併發症	嚴重的，如肺炎、鼻竇炎、支氣管炎及兒童的中耳炎，也可能造成心冗炎與腦炎。	較輕微的。	食慾不佳、神智不清、呼吸困難、皮膚疹或下痢、肺部病變等。
潛伏期	感染病毒的1-3天發作。		2-7天，最長10天。

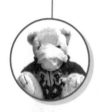

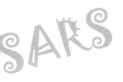

一半以上的病人會有白血球減少及血小板減少，或正常但稍偏低的血小板計數（每微升五萬至十五萬）。在呼吸道期早期，曾有報告顯示升高的肌酸磷酸激酶（creatinine phosphokinase，可升高到每公升三千國際單位）及肝轉胺酶（hepatic transaminase，可達到最高正常值之二至六倍）。大部分病人的腎功能仍維持正常。

治療方法包括各種治療已知細菌性非典型肺炎的抗生素。在許多地區，治療藥物還包括oseltamivir或ribavirin等抗病毒藥劑。口服或靜脈注射類固醇，也曾和ribavirin及其他抗微生物藥劑合併使用。

到目前為止，所謂「最有效的治療方法」，世界各國都仍在緊急研究中。

另一方面，目前沒有必要進行預防性投藥；且因為目前之SARS並不是由肺炎雙球菌引起，所以不建議施打肺炎疫苗預防針。

WHO：病發死亡率為百分之四

根據世界衛生組織的資料，截至二〇〇三年五月一日為止，全世界一共有5,865例報告病例，死亡個

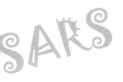

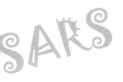

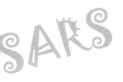
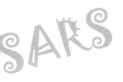

第一章

案則有391例。其中，以中國大陸及香港的總病例數
最多。

大陸為第一名，總病例數為3,638人，170人死亡。
香港是第二名，總病例數為1,600人，162人死亡。
新加坡第三名，總病例數為201人，25人死亡。
加拿大第四名，總病例數為147人，20人死亡。
台灣列第五名，總病例數為89人，3人死亡。
越南算第六名，總病例數為63人，5人死亡。
美國排第七名，總病例數為54人，0人死亡。
義大利第八名，總病例數為9人，0人死亡。
泰國是第九名，總病例數為7人，2人死亡。
德國是第十名，總病例數為7人，0人死亡。

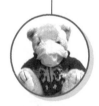

設在日內瓦的世界衛生組織指出，感染「嚴重急
性呼吸道症候群」的病患，有百分之四的病亡機率。

該組織發言人湯普森說：「百分之九十的病患會
在短時期之內痊癒，但也有百分之十會『快速惡
化』，也就是病情會很快地變得非常嚴重，其中又有
半數病患到了某個時間，會需要輔助裝置來維持呼

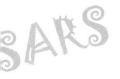

吸；同時又有大約半數會死亡，其（整體）病亡率約
為百分之四。」

　　世界各大醫學實驗室現正全力研究這種症候群的
病原體，以確定其傳染性和潛伏期，然後才談得上戰
勝這種疾病。目前已辨認出兩種互不相關的病毒，而
這些病毒是由病人身上採取的檢體分離出來。其中之
一為「副黏液病毒」，這是知名的病毒種群，會造成
腮腺炎和麻疹等症狀；另一為「冠狀病毒」，與引起
一般感冒的病毒是同一類。

　　湯普森認為有幾種可能。例如病毒之一引起了疾
病；或者是兩種病毒聯合致病；甚至什麼都不是，還
得另外找病因。我們只知道，這個病毒好像是新型
態，而且是我們前所未見的。

剛服藥無法測病情，或有漏網之魚

　　不過，醫學專家指出，如果發高燒的病人在就醫
之前幾個小時內剛吃了退燒藥，醫師可能測不出真
相，造成「誤判」的結果。所以，嚴重急性呼吸道症
候群（SARS）病人應該會有很多漏網之魚。

　　新加坡一位家庭醫師告訴媒體說，每天發燒的病

9

第一章

破壞王 SARS

人不少，如果對方刻意隱瞞病情，並不誠實申報曾到過SARS高傳染區或接觸過病人，而且又沒有在新加坡衛生部的名單內，那麼醫師也沒辦法。

這位醫師舉例說，一個人可能本來體溫是攝氏三十九度，但是在看醫師前兩個小時，吃了兩顆退燒藥，溫度可能就變成三十七度。醫師將無法測出真實病情，所以就會出現漏網的SARS病人。

他建議，當醫師要求病人申報健康狀況時，也應要求他們填寫在幾個小時前服用過什麼藥物。他本人就是如此，在測量病人體溫的時候，都會問對方是否服了退燒藥或其他的藥物。

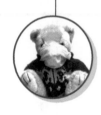

根據衛生署疾病管制局的說法，從現有的證據顯示，致病原在人與人之間的傳播需經由與病人的密切接觸，可能是接觸病人的飛沫或體液而傳染。目前全球發現的病例大部分是照顧SARS病人的醫護人員，或SARS病人的至親好友。至於要多少量的致病原才會造成感染，目前並不清楚。SARS並不像流行性感冒傳染力那麼強，不過現在國際間旅遊頻繁，仍有快速散布到全球的危險。

在二○○三年三月十七日，世界衛生組織已建立

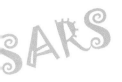

一個跨國性的研究計畫，來鑑定SARS的致病原。共
有十個國家、十一個頂尖的實驗室參與。目前已從個
案及解剖的遺體，採集了各種檢體化驗，正在進一步
確認可疑的致病原。

　　有關二○○二年十一月在廣東省開始的非典型肺
炎疫情，經過世界衛生組織派員前往大陸調查，在二
○○三年三月二十七日公布中國病例數，且依據世界
衛生組織調查結果，當時中國廣東省爆發流行的非典
型肺炎與現在的嚴重急性呼吸道症候群，極可能為相
同的疾病。

　　根據世界衛生組織規定，有症狀的家屬應立即照
胸部X光，並以留院觀察為宜；如無症狀家屬，應居
家隔離。衛生署疾病管制局會同各地衛生局，對與疑
似嚴重急性呼吸道症候群病患密切接觸者，會發給
「居家隔離通知」，要求接受通知的民眾遵守。

　　目前SARS個案的密切共同生活者或在醫院照顧
病患的人，是有被傳染可能的；而並沒有密切生活關
係的鄰居，應該還沒有這種危險。

11

第一章

破壞王 SARS

隔離者心聲：比愛滋感染者更受歧視

但是，當和平醫院疫情擴散後四十八小時內，醫師、護士乃至民眾一度強烈抗拒隔離，甚至出現情緒反應，就連和平醫院的醫療廢棄物送到雲林縣焚化爐處理，居然也遭到民眾抗爭。這就沒有道理了！

和平醫院被隔離的醫護人員所以惱怒，主要是他們認為自己是在「等死」。但事實上，以台大醫院二千張病床，每天有百分之一不治病例來看，和平醫院的SARS可疑病例死亡率要低多了，顯示疫情根本沒有想像中嚴重。

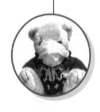

儘管如此，一位中鼎員工的眷屬由於感染SARS被居家隔離，才知道是自己平日的鄰居向住戶管理委員會檢舉的。患者的家屬憤怒地說：「她為什麼不自己鎖在家裡？要監視我的行動自由？」患者覺得自己簡直比感染愛滋的人更受到歧視。甚至家人也受到「連坐法」的懲罰！

從她的先生在被要求隔離住院開始，她的住家電話、地址就在媒體曝光，先是有一家電視台記者登門要求訪問，在毫無戒備的情形下，某電視獨家播出她

12

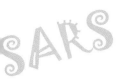

在家拖地、打掃的畫面後，從此狗仔隊日夜騷擾，猛按對講機、狂打電話，弄得他們一家人都不得安寧。

當「居家隔離通知書」送抵家中之後，他們就按照衛生人員的指示，出外購買乾糧、口罩等物品，準備開始「長期抗戰」了。沒想到隔天媒體報導，卻出現批評這家人「防疫不設限」的報導。於是，在衛生人員前往勸說下，他們的家人帶著「坐牢」的心情，足不出戶。儘管有衛生所人員送來便當，卻有點像在「吃牢飯」。

更恐怖的是，當兒子輕微發燒，告知衛生所的人員，對方為慎重起見，要求家長帶兒子就醫，並協助尋找有隔離病床的醫院。不料，最後等到的竟是媒體記者的電話。不少電視媒體已接到線索，早就埋伏在社區大門，等著錄影。這是什麼世界啊！

台灣第一個SARS病患是勤姓台商，他們一家人的命運也好不到哪裡去！

首先，勤家太太、兒子相繼被傳染而病倒住院；勤家女兒被迫休學，一家人遭到鄰居無情辱罵，甚至被要求搬家。如今中鼎員工的那一戶眷屬，就已能體會勤姓家人的痛苦了。

13

第一章

破壞王 SARS

居家隔離期滿十天、恢復行動自由時，這一戶人家準備出門採購日用品、透透氣，不料鄰居又向管理委員會檢舉：「她爲什麼不留在家裡？爲什麼不戴口罩？我們不想跟她親近！」這種說法，再一次地傷害了他們。

現在，這戶人家的孩子沒辦法上幼稚園，才必須暫時離開家門，偏又遭到異樣眼光對待，他們覺得眞是生不如死，簡直比愛滋病感染者還飽受歧視！

被隔離者的心聲，眞是令人覺得既無奈又憐惜啊！

疫區與流行區的分別

雖然世界衛生組織已發布全球警戒，但至今仍未正式宣布任何一個發生病例的地區或國家是「疫區」；台灣的疫情控制還比其他國家好，自然也不會被算是疫區。

但是，部分愛誇張的媒體卻報導，世界衛生組織已經將中國大陸、香港、越南河內列爲SARS疫區了。衛生署疾病管制局特別澄清說，世界衛生組織只是稱當地爲「流行區」或「感染區」（Affected

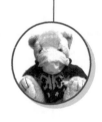

14

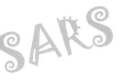

Area），而並非稱為「疫區」（Infected Area）。顯然媒體的說法值得懷疑。

根據衛生署提供的資料顯示，「疫區」一詞源自國際衛生法規，是在一九六九年二十二屆世界衛生大會中，由早期的國際衛生法合併修正而來。

疫區的定義如下：報告傳染病的國家衛生主管單位，依流行病學原則決定其感染區域，這個區域的劃分不必與行政分界相符。

國土領域中的所謂區域，因其人口特性、密度、流動性以及（或者）有病媒及動物宿主的潛伏窩藏的特性，可能助長報告疾病的傳染，稱為「疫區」。

根據世界衛生組織條例定義，對於現行國際檢疫傳染病：天花、霍亂、鼠疫和黃熱病，有關「疫區」範圍的認定，由衛生權責單位依據流行病學方面的各項原則加以判斷。

世界衛生組織公布疫區也有一套標準程序，不過WHO並不干涉各會員國的衛生內政問題，是否為「疫區」，由各會員國自行認定，過去有香港、美國、英國、新加坡和日本等出現本土霍亂病例，但都未被WHO公布為疫區。

15

第一章

破壞王 SARS

世界衛生組織公布SARS病例集中地區

國家	地區
加拿大	多倫多
中國	北京、廣東、香港特別行政區、內蒙古、山西、天津
蒙古	烏蘭巴托市
新加坡	新加坡
中華民國	台灣

病例集中地區（affected area）係指在過去20天內曾報告當地有SARS
疾病的傳播，以國家之行政區域為單位。
資料來源：WHO

16

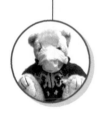

世界衛生組織首度發出旅遊警示

　　世界衛生組織於二〇〇三年四月二日發布最新
SARS旅遊警示，建議旅客暫緩到香港及廣東去。何
況在香港和廣東已發生社區感染，顯示在面對面密切
接觸之外，傳播病毒的很可能還有環境因素，那對旅
客來說，就相當危險了。

　　這個建議是破天荒的，也是世界衛生組織從未做
過的，可見疫情的嚴重程度。事實上，從一九五八年
起世界衛生組織每週都會公布全球國際檢疫傳染病的
疫區，以供其鄰國及旅客採取必要的防治措施，但從

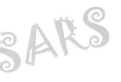

未因傳染病爆發流行而提出旅遊限制。這回卻破了
例！

　　二〇〇三年四月廿九日，世界衛生組織將加拿大
多倫多自旅遊警示區移除，列入旅遊警示區的地區，
目前只包括北京、香港、廣東及山西。不過，多倫多
仍列名「病例集中地區」。

　　由於SARS目前並無疫苗及治療方法，世界衛生
組織只有暫時這麼做了。旅遊警示將依疫情進展，天
天檢討更新。

　　不怕一萬，只怕萬一，讀者還是不要存著僥倖心
理前往旅遊較好。

　　尤其是中國大陸，更是需要考慮再三。因為世衛
組織駐中國代表貝克丹認為SARS將蔓延全大陸，非
常容易造成遺憾，短期內更應該避免前往。

　　貝克丹的看法是非常悲觀的。根據他的觀察，中
共目前對SARS所採取的預防措施效果不大，病情遲
早會在中國大陸全面蔓延開來。

　　貝克丹指出，目前最讓人擔心的是中國廣大的農
村地區，人口佔全中國的七成，但醫療水準和經濟能
力很差，一旦傳染開來很難控制。

17

第一章

　　根據世界衛生組織在大陸透過非官方、獨立的管道所得到的消息，在中國大陸已經有三十一省陸續發現SARS病例。

　　除了台灣民眾常去的中國大陸之外，香港目前的狀況也很危險。如以人口比例來衡量，香港因SARS死亡的情況更嚴重。

　　我們光從旅遊業的急劇衰退已可見一斑。備受經濟衰退打擊的香港，各家電影院更是無人上門——愛看電影的人為了自保，也不敢前往封閉、擁擠的電影院了。

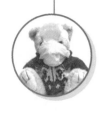

　　香港六十家電影院票房一落千丈。許多家電影院都時常必須面對空無一人的坐席放映影片；其他戲院也指出，他們的收入已經跌落百分之七十左右。

　　此外，為了控制已在港區奪去至少一百多人性命的SARS疫情，香港政府敦促民眾清理社區四周環境，希望此舉有助於遏止病毒到處流竄。因為香港最大 SARS 疫區的感染原因，部分是由於一棟公寓樓房的排水道流出污染廢水引起。政府於是呼籲六百八十萬名港區住民全體出動大掃除。

　　為了阻止 SARS 趁虛而入，許多香港公寓樓宇和

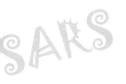

辦公大樓都已開始使用漂白水和消毒劑擦拭電梯按鍵、門把和公共區域。這樣的行動,有時一天達數次之多。

人類與疾病的搏鬥將永不休止

至於台灣方面,原本防疫的情形還不錯,直到台北市和平醫院疑似發生醫護人員SARS感染事件之後,才又全面緊張了起來。

衛生署接獲通報後,即刻會同台北市政府衛生局成立聯合調查小組,由臨床專業人員、流行病學專家

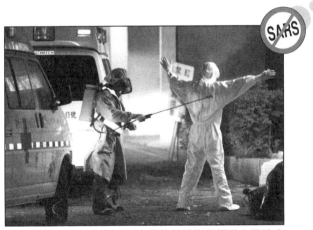

接受隔離的SARS疑似病例,陸續轉送到國軍松山醫院安置,除了病患外,載送病患的人車都需接受嚴格的消毒過程。(黃國書攝)

破壞王 SARS

與衛生單位人員漏夜進行各項疫情調查工作與防治措施；對疑似病例安排適當之隔離與治療。除對醫院進行消毒外，並請院方落實各項感染控制措施，包括工作人員都要配戴適當口罩，以及待評估或門診疑似SARS病患應至獨立診間看診等；另外對於可能之感染源也都逐一清查，只要掌握有疑慮的人員基本資料，即刻發出隔離令。

看來，SARS疫情短期內並不容易發出解除警報的。

究竟人類什麼時候，才不再受到世紀病毒的威脅呢？

中國大陸疾病預防控制中心主任李立明指出，全世界的醫務人員和研究人員都在與SARS賽跑，科技在進步，新發疾病也在不斷出現，人類與疾病的搏鬥將永遠沒有止境，也將永遠不會停止。

這名流行學專家分析說，SARS的臨床表現與以往不同的是，病人高燒、乾咳，並沒有一般流感的流涕、嚥痛等症狀，也沒有通常感冒常見的白色或黃色痰液，偶有痰中帶血絲，病人出現呼吸急促的現象，個別病人出現呼吸窘迫綜合症。

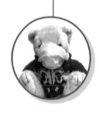

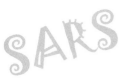

　　一般來說，患者發燒時白血球會升高，而SARS
病人白血球正常或下降；至於X光片特點與臨床狀況
分離，一般的肺炎先有很重的臨床表現，然後在X光
胸片上，可以看到肺部有陰影變化；但這次的SARS
病害，在臨床症狀還不嚴重時，X光片中就已顯示病
人肺部有絮狀陰影，呈快速發展趨勢；通常高燒患者
應用抗生素都會有明顯效果，但這次用抗生素大多無
效。

　　另一方面，專家目前已找到SARS的一些流行病
學規律：男女兩性發病時，並沒有什麼差別；從年齡
看，青壯年佔百分之七十至百分之八十，與過去呼吸
道傳染病患者以體弱老少患者居多的情形不同。

　　由此可見，現今的病毒已不是「吳下阿蒙」了；
人類與疾病的搏鬥勢將一決高下。

　　既然如此，我們對SARS病害的種種問題，便不
能掉以輕心。那麼，為了保命，就讓我們多了解一點
吧！

第二章
世紀病毒變臉快

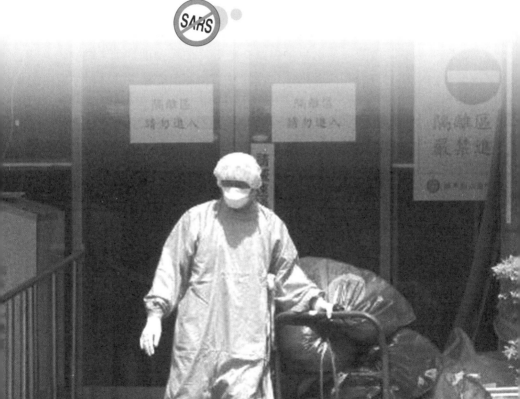

肺炎首例來自深圳一廚師

嚴重急性呼吸道症候群（SARS）的病源、病因，是什麼呢？

根據香港《明報》報導，世界衛生組織指它的源頭在廣東佛山和河源。而針對此點，河源市人民醫院主診謝金魁卻並不認帳。他強烈否認之外，甚至指出河源首宗病例其實是源自深圳的。這位醫師更透露，該病人在深圳任職廚師，與野生動物接觸較密切，所以不排除病毒與野生動物有關。

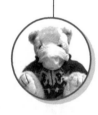

謝醫師說，二○○二年十二月十七日，名叫黃信初的三十五歲男子，因為發燒和呼吸道症狀到河源醫院就診。這名男子是紫金縣人，但在深圳打工，到河源就醫前已在深圳福田醫院診治，但病情並沒改善，於是就回到老家。

該男子入院後病情更為嚴重，用普通藥後仍高燒不退，肺部X光片有大片陰影，且很快出現呼吸緊迫症。第二天，院方派出醫師將他送到廣州軍區陸軍總醫院，不久後，該醫師和曾接觸過該病人的多名醫護人員也都病倒，症狀與黃信初相同。其中，尤以醫師

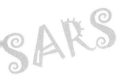

的病情最爲嚴重。不僅如此,黃信初的妻子和兩個妹妹也都染病了。

因此,謝金魁便歸結出河源的這個病例是從深圳來的,同時,據他了解,病人在深圳是廚師,經常接觸野生動物。從現有資料看,這次引發廣東較大規模發病的原發病人中,有不少都是與野生動物有關的,包括殺野味的廚師、賣蛇賣野味的老闆等,因此有理由相信,這些原發病人的致病原因,與野生動物一定有關係。

謝金魁指出,人與野生動物的病毒交叉感染是有可能的。一些過去潛伏在動物界、暫對人類無害的病毒,變種後可能危害人類。河源在這次事件中,共出現十一件病例,其中八人是同病區的醫護人員或其家人,院方採取隔離措施後,就不再出現過類似的病例。

經過香港《明報》調查證實,廣東醫學院附屬福田人民醫院確有一名叫黃信初的病人在去年入院,但日期是八月二十日,二十七日出院。而黃信初則否認曾患肺炎,只承認去年曾患傷寒及發燒入院,他自稱是陸豐人。

第二章

世紀病毒變臉快

　　此外，廣東佛山第一人民醫院傳染科李姓主任承認，二〇〇二年十一月是佛山非典型肺炎大規模傳染的極盛時期。

病毒早先的説法是來自動物

　　香港研究人員說，根據嚴重急性呼吸道症候群的病毒基因排序，已確定證明此種病毒源於動物。先前在北美洲進行過此種測試後，此一問題即懸而未決。

　　香港大學研究人員並說，他們相信，但尚未證實，相關病毒現已突變成比較危險的新種。而這種病毒，最初並不存在於人體，絕對是來自動物。

　　但港大的科學家們在一場記者會中說，如今必須進行更多研究，才能確定是由何種動物所傳播。

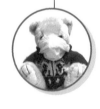

　　香港的這些科學家在和加拿大以及美國的研究員一樣地破解了基因密碼之後，也已認為，致病的因素在於新種的冠狀病毒；此種病毒會引起一般的感冒，但與以往所見過的感冒不同。

　　港大的另一名微生物學家說：「如果這種病毒與老鼠或豬隻的病毒十分接近，那麼我們就能明白地說，起源就在這裡。但事實上，研究結果發現，這種

26

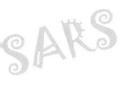

病毒與已知的任何人類或動物病毒都不接近,這是科學上見所未見的東西。」

有人敏感地提出疑慮:這種病毒,會不會是人造的?也有人提出大膽的假設:會不會是某一支恐怖組織,打算用這種病毒在人類中作亂?

研究人員說:「絕對不可能!整個基因組根本是前所未有的,大自然才是製造出這種病毒的恐怖份子!」

繼《星島日報》後,香港《明報》也刊出幾個版面的SARS指引,包括探索病毒之謎、市民在日常生活中如何應付SARS、如何蒐尋有關該疾病的資訊,以及如何迎戰該病毒……等。

香港大學的研究發現,SARS是一種急性呼吸系統疾病,病人可因呼吸系統突然衰竭而死亡;這種神秘的新病毒,是一種新的冠狀病毒;也有人懷疑此病與副黏液病有關。

病毒最先在中國大陸廣東省出現;至於病毒從何而來,以及曾否在禽畜身上變種繼而侵襲人類,至今仍然有待釐清。

專家認為,這次引發SARS的冠狀病毒的基因圖

世紀病毒變臉快

譜,與所有已知的人類或動物冠狀病毒都不一樣,所以不排除這種新病毒也許曾在動物身上出現變種,再感染給人類。

感染SARS者,有兩種類型

根據香港報導引述世界衛生組織專家梅瑞恩·艾文斯的話說,香港SARS病毒出現如此大規模的流行,並不尋常,他認為原因有三:

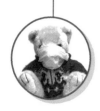

一、目前從中國大陸和香港兩地的情況來看,感染SARS的病人有兩種不同的類型,一種是傳染性強的,而另一種則傳染性不強。如目前最早發現染上此病的一位廣東佛山市的房地產商,連自己的家人都沒有受到傳染。但很不幸地,香港的病人中,傳染性強的較多。

二、香港是世界上人口密度最大都市,而SARS是通過呼吸道傳染,也是這種病在港肆虐的一個重要原因。

三、香港的患者中,醫護人員占了很大比例。這

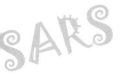

很可能是香港的醫護人員對此病傳染的警覺性不足，安全防護措施做得不夠，甚至是操作過程有漏洞的結果。

此外，艾文斯透露，目前在廣東追查到可能是第一個染上SARS的病人，是一位在佛山從事房地產行業的大陸富商。而這位富商在發病前的兩個星期內沒有離開過佛山一步；因此廣東的佛山市有很大的可能就是SARS的源頭。但是，這位富商聲稱與動物沒有任何接觸。可惜的是，這位佛山富商如今已無法清楚記憶自己在那段時間曾與何人接觸過。

艾文斯說，這位富商的兒子雖然與其父朝夕相處，卻沒被感染。而且這樣的例子在大陸的病例中還有許多，因此，可以斷定的是，SARS的傳染對兒童和老人倒不一定很強，但二十至四十歲的人群則屬於易受傳染的高危險族群。

換句話說，專家認為：SARS最容易傳播的地方，不是學校和其他公共場所，而是家庭。

淘大社區病毒,源自威爾斯醫院

不過,追溯香港爆發大規模感染SARS的地方,實在不能不提到淘大花園社區。

香港當局相信,病毒源頭是一名到過威爾斯醫院8A病房後,四次到淘大花園探親的腎病病人。

據說一名在威爾斯親王醫院的病人到淘大花園探訪親戚後,把病毒散播到淘大社區,引發這次的大規模感染。

根據調查,可以確定淘大花園的源頭在E座。統計資料指出,香港罹患SARS的人數,將近一半以上的人都住在淘大花園。而這些患者中,又有將近一半以上的人,是住在E座的居民。

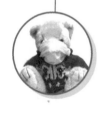

港府已下達隔離令,封鎖淘大社區E座大廈。

香港最早爆發SARS的地方是威爾斯親王醫院的8A病房,並導致該院大批醫護人員集體受感染。因此相信,淘大社區病毒,是源自於威爾斯醫院。

由於香港感染SARS的人多,臨床採樣的機會較多。目前香港大學微生物學系已成功在實驗室培植出導致SARS的病毒,有助於控制病情。該系另外又設

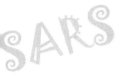

計出一種可以測試病人是否患上SARS的方法，並且已經在八名病者身上獲得驗證。

不僅如此，香港大學研究人員已成功研製出一種快速測試SARS的方法，有助及早識別病者，提早治療和控制病毒的傳播。

一般來說，典型肺炎是由肺炎鏈球菌等常見細菌引起的肺炎，而SARS則主要是由流感病毒、支原體、衣原體、腺病毒，以及其他未明的微生物所引起的。

而這次引發香港發生SARS的病毒是一種全新的病毒，傳播速度很快。一般在三公尺以內可透過飛沫傳染或接觸患者呼吸道分泌物等途徑傳播，且SARS病毒能在人體外和普通環境生存三小時。

現在在香港公立醫院接受治療的SARS病人如果不是長期病患者，通常都使用雷巴威林（Ribavirin）和類固醇，康復的比率據說高達九成以上。

香港出現環境傳染現象

由於SARS在香港出現「環境傳染」現象，世界衛生組織（WHO）的傳染疾病執行主任海曼決定對

第二章

香港及有關SARS感染區採取新措施，發出「個人旅行衛生安全須知」要點，對個人旅行提出具體建議。

海曼決定這麼做，是由於香港出現「環境傳染」現象的緣故。

他說，過去的SARS傳染，常由於「人對人」的近距離接觸所造成，但香港的旅館及公寓傳出的SARS傳染卻出現「環境」因素，也許是用水、污水處理系統或電梯等等。不過，這仍只是假設，WHO及其專家正在仔細研究真正的原因。

海曼說，最新的安全須知內容包括：不要前往感染區，或是延後及繞過感染區等等。

WHO在SARS爆發後曾發出旅行須知。旅行須知主要是針對防止SARS在國際間擴散，而個人旅行安全須知則是針對個人的健康而設。

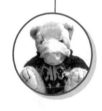

海曼表示，除了香港疫情擴大、中國大陸情況也越來越嚴重外，其餘如越南、新加坡、加拿大等對SARS疫情控制，都有相當的成效。

世界衛生組織最後決定勸告各國旅客避免前往香港和中國廣東省，因為當地爆發神秘致命肺炎。

世界衛生組織說，因為已有相當多的外國商人在

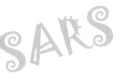

香港感染嚴重急性呼吸道症候群（SARS）之後，將病毒帶回他們的國家。為了避免非感染國的疫情加重，因此世界衛生組織發出這項建議。

病原指向冠狀病毒，症狀不太像

台灣衛生署疾病管制局長陳再晉表示，當感染冠狀病毒時，症狀就是普通感冒，病人會流鼻水、倦怠、較輕微的咳嗽、喉嚨痛，但很少會有發燒情形，一週後可痊癒，不會留下後遺症，也不會造成肺炎症狀，這些症狀與目前SARS的症狀並不一樣。

外電消息指出，美國疾病管制局在台灣的SARS病人的檢體中，找到冠狀病毒科的病毒，是否基因突變，有待基因定序。不過，國內研究人員認為，病人的病理與這種病毒不符，病人的呼吸道可能同時存在一種以上的病原，「真兇」可能是尚未現蹤的副黏液病毒。

疾病管制局內的研究人員、醫學院內的病毒專家認為，目前無法斷定冠狀病毒就是SARS的殺手，因為冠狀病毒科的病毒構造是單鏈RNA，基因很長，在複製過程時不易發生突變，使用雷巴威林（Ribavirin）

33

第二章

世紀病毒變臉快

治療沒有明顯效果，感染到人體時，也不會造成人體細胞發生細胞融合及多細胞核的現象，但這些病理症狀卻完全出現在台灣的SARS病人身上。

研究人員並指出，反而是先前衛生署鎖定的副黏液科病毒，比較像是惹禍的根由，因為這一科病毒的感染，會造成人體細胞融合現象，而且使用抗病毒藥物雷巴威林，治療效果明顯。

目前英國、香港、加拿大、德國及衛生署都認為，副黏液病毒科的病毒，又可分為很多屬、種，其中的人類間質肺病毒的嫌疑最大，但仍待交叉比對，才能確定各地SARS是否都出自於同一種病毒。

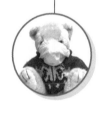

後來，美國疾病管制局提出數項證據，表示嚴重急性呼吸道症候群的病原可能是冠狀病毒。台灣衛生署接獲訊息後指出，如果真是這樣，將有助於診斷病情、進行藥效測試及發展疫苗。衛生署將暫緩派員向香港求助，但不排除另有其他病原，SARS的通報及隔離治療照常辦理。

接獲美國疾病管制局來電告知這個消息之後，陳再晉表示，美國目前已提出冠狀病毒存在於急性SARS病人體內、SARS病人康復後體內出現抗體的證

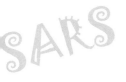

據,以及其他尚未公布的強力佐證,雖然如此,在聚合酶連鎖反應偵測到病毒基因序列之前,美國還是會尊重其他國家實驗室的研究結論。

美國疾病管制局是根據不願透露國家名稱的SARS檢體,以電子顯微鏡看到冠狀病毒的形狀,尚未檢驗台灣送去的檢體;但是德國、香港等地實驗室看到的病原卻是副黏液病毒科的病毒,很像人類間質肺病毒。

對於完全不同的結果,陳再晉都一併考慮,他強調,因我國的實驗室尚未找到病毒,只好虛心受教了。

事實上,這兩科的病毒都會造成呼吸道感染症狀。冠狀病毒的毒性溫和,常造成小感冒,如果病毒基因突變,則毒性不明;副黏液病毒則會造成普通感冒,也會造成肺炎。

陳再晉表示,現階段民眾關心的是如何治療、如何預防的實際問題,對於台灣境內疑似病例,醫師只要依照衛生網站上公布的SARS定義通報即可,不必將任何咳嗽、喉嚨痛、發燒的病人都當成SARS患者送進隔離病房,因為那只會占用重要的病床,增加醫

世紀病毒變臉快

療資源浪費！

空氣傳播？飛沫傳染？

　　美國疾病管制中心主任吉伯汀女士在美國有線電視新聞網上表示，已奪去六十二人性命、感染一千七百餘人的致命肺炎，傳播途徑可能是空氣，傳染力比本來我們所認為的還大。

　　美國衛生官員原先表示，他們認為「嚴重急性呼吸道症候群」是透過咳嗽或打噴嚏散發出來的「飛沫」傳播。但吉伯汀表示：「我們看到了大批人感染，如香港的一處公寓社區（指淘大社區）的情形，空氣傳染的可能性相當大。」

　　吉伯汀告訴有線電視新聞網，衛生專家仍沒有關於SARS 的足夠資料，可以預測整個情勢，甚至離下結論還有一段路要走。但即使如此，目前仍有許多患者正在恢復中，有些病例也不需要住院。

　　吉伯汀表示，運用預防感染的「常識」──在流行性感冒季節期間預防任何呼吸道疾病的常識──就是預防感染 SARS 的最有效方法。

　　但是，世界衛生組織派駐新加坡協助應付SARS

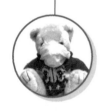

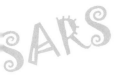

的奧斯曼‧曼梭醫師指出，SARS患者用手指接觸過鼻涕等體液，也可能將病毒傳播出去。

　　據報導，香港大學醫學院微生物系教授袁國勇也表示，人們早先忽略了一點，那就是手指其實才是最大的敵人。即使戴上口罩如果沒有清洗雙手就去揉眼睛、摸鼻子和嘴，仍有可能被傳染。

　　所以，高雄醫學大學公共衛生學科教授、流行病學專家葛應欽就說，SARS感染途徑至今不明，但很可能是飛沫傳播，病情才會如此嚴重；如空氣傳播，雖然較難防備，但病情卻不會這麼慘。

　　他表示，台灣對於SARS的確定病例，台大醫院使用的是干擾素治療，效果有待進一步確定，但依病毒生態來看，暴露空氣中會死亡的病毒，愛滋病病毒約一小時，SARS病毒最多也可能只有幾小時，所以戴口罩應該可以防治才對。

SARS病原，可能是透過近距離傳染

　　染上嚴重急性呼吸道症候群的勤姓台商妻子檢體，經美國疾病管制局檢驗出病原為冠狀病毒。台大醫學院預防醫學研究所長林瑞雄認為，這次病毒的傳

世紀病毒變臉快

染力遠不及流感病毒，最主要的傳染途徑仍是近距離的飛沫傳染。

林瑞雄認為，自從確定SARS病人搭飛機造成擴散傳染後，疫情人員應該掌握飛機乘客的座位表，了解SARS中鼎員工、機上香港SARS乘客，以及其他疑似SARS病患的座位分布。

根據SARS中鼎林姓員工的說法，林姓員工乘坐香港往北京的飛機上，他座位前排的香港乘客即不斷咳嗽，他懷疑自己是因此遭到傳染。

另外，一名新加坡醫師和其岳母是在紐約往法蘭克福的飛機，同班機的乘客經過十個小時的檢疫，迄今無人傳出感染SARS。

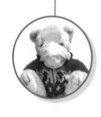

林瑞雄認為，目前SARS病例都是近距離照顧或接觸患者的醫護人員、家屬、空服人員，可以研判病毒是以近距離飛沫傳染為主，需要在飽和水氣的口水、鼻水、分泌物中才能存活，一旦乾燥就會死去，傳染力並不如預期，不像流感病毒會在空氣中飄浮存活數小時容易造成大流行。

如果SARS同班機乘客大量出現SARS病症，連遠離病患座位的乘客都被波及，問題就大了，可能病毒

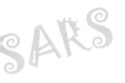

變種而提高了傳染力，幸好目前沒有。

國家衛生研究院臨床研究組主任蘇益仁則指出，研究人員在百分之四十四的嚴重急性呼吸道症候群可能病例檢體中，驗出變種冠狀病毒，幾乎可推測它是全球SARS疫情的共同元兇，部分病人感染後因為免疫力下降，才出現披衣菌（衣原體）、副黏液病毒等病原的繼發性感染。

蘇益仁表示，研究人員已經對十四個SARS可能病例的咽喉拭子檢體進行冠狀病毒、間質肺病毒、流感病毒、副流感病毒、腺病毒、呼吸道融合病毒、副黏液病毒、披衣菌、黴漿菌、細菌的檢驗，結果有九個出現基因反應。

這九個檢體中，取自勤姓台商太太、兒子、照顧勤太太的台大醫師、一名中鼎員工的四個檢體呈現冠狀病毒陽性，冠狀病毒的檢出率是百分之四十四，與香港方面的冠狀病毒檢出率百分之四十七相當，經過基因定序顯示，此四人染上的冠狀病毒與傳統冠狀病毒有百分之五十到六十的基因變異。

蘇益仁表示，這個檢驗結果與泰國曼谷、加拿大、美國疾病管制局、香港的結果一致，證據都指向

39

第二章

世紀病毒變臉快

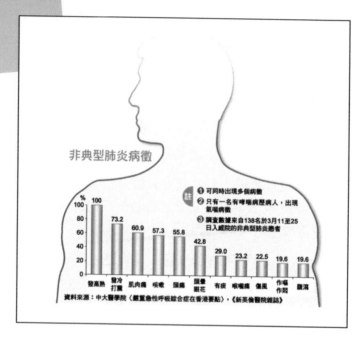

非典型肺炎病徵

資料來源：中大醫學院〈嚴重急性呼吸綜合症在香港要點〉，《新英倫醫院雜誌》

在這次全球SARS疫情中，變種冠狀病毒是很重要的角色。

SARS病毒入侵人體後，病人的免疫力下降，不易抵抗伺機入侵的披衣菌、副黏液病毒等病原，造成病人發生繼發性感染，這些病原只是使病情加重的幫兇而已。

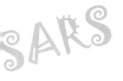

性行爲，也會傳染SARS？

　　台灣大學流行病學研究所所長林瑞雄表示，他推測SARS患者在出現呼吸窘迫前，不會傳染給別人。他並且有一項大膽的推測，就是：SARS也會經由性行爲傳染！所以，他呼籲民眾到大陸宜「守身如玉」，也不要去醫院探望重病的SARS患者。

　　林瑞雄說，他的假設是SARS的主要病原應是變種的冠狀病毒，SARS感染者不見得都會把病傳染給人，只有在病程後期，病人發生呼吸窘迫時，體內有大量的病毒，並透過人體某種機制，加強病毒的毒性，病人所噴出的飛沫會造成近距離接觸者受到感染。

　　林瑞雄認爲，台灣有些SARS病患，在大陸並未接觸到任何SARS病人，爲何染上SARS呢？猜測可能是接觸病人分泌物，很可能是SARS的女病人在未發病時，病毒就存在於女性的陰道分泌物中，經由性行爲把病毒傳染給男性，但是男性生殖器的黏膜細胞不同，不會經由精液把病毒傳染給女性。

　　林瑞雄說，有一位美國加州的SARS病人坦承在

41

第二章

發病前曾在大陸按摩，當時按摩女有咳嗽情形，但是這位男性患者是否純按摩呢？很可能並不是這麼單純。

於是，這個加州患者的大陸買春經驗，讓林瑞雄所長有了如此的分析。

根據衛生署副署長李龍騰解釋林瑞雄的假設，SARS的病毒喜好人體的口腔、腸道、陰道等部位的特定黏膜細胞，這些黏膜細胞的某些物質，可以幫助病毒加工及變化，增強病毒的毒性，產生更高的傳染力。所以，這種可能性並不是沒有。

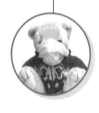

至於患有慢性阻塞性肺炎的病人，肺部組織中的某些物質特別多，有利於這種病毒惡性生長，所以患者如果染上SARS會更危險。

綜合林瑞雄的看法，SARS的傳染途徑包括病程末期患者的近距離飛沫傳染、親密接觸，病人不論是發病到末期，其糞便如果污染到水源，有可能造成其他人從飲用水中染病，女性在未發病時，會經由性行為傳染給男性。

究竟SARS是否會經由性行為，由女性傳染給男性？病理、病毒及臨床醫學專家曾經在衛生署集會討

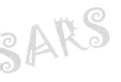

論，結果多持保留看法，認為缺乏女性陰道分泌物的
檢驗證據支持此一假說。

　　衛生署副署長李龍騰表示，國內外都沒有人研究
女性SARS病患的陰道分泌物中是否存在SARS的病
毒。他曾經問過香港的SARS病人，部分病人坦承在
發病前曾去「按摩」，但從「按摩」到性交易、性行
為傳染，並不見得一定劃上等號。

　　所以，SARS是否會經由性行為，由女性傳染給
男性的問題，學者的看法並不一致。

SARS現象之一：藥劑供不應求、騙案層出不窮

　　SARS在中國大陸蔓延，北京市民對預防SARS的
中藥需求增加，市內許多中藥店和中醫院都設立專
櫃，但中藥湯劑還是供不應求。北京同仁堂藥店推出
瓶裝湯藥，光是一天就銷掉兩萬瓶，同仁堂大柵欄店
全天賣出預防SARS的中藥更達九噸之多。

　　根據報導，北京各中藥店，賣預防SARS中藥專
櫃前排了長隊，很多人一買就是上百包，大都是替單
位或全家買的，代煎湯藥需要預定，大都要等到隔天
才能拿到手。

第二章

世紀病毒變臉快

　　報導說，凡是賣預防藥的藥店所用的藥方，都是日前中醫專家公布的由八味藥組成預防藥方；但同一副藥方，各藥店藥價卻不同，直接買需八元多人民幣，煎好的湯藥則為十一元多。不過，據說店員對預防SARS中西藥方卻一竅不通。

　　嚴重急性呼吸道症候群帶來的怪現象，除了中藥湯劑供不應求之外，偽藥騙案也層出不窮。

　　在這方面，北京已查獲SARS特效藥騙案多起。北京街頭也出現各種名目醫治SARS的「特效藥」，甚至還有「祖傳秘方包治非典型肺炎」的廣告。

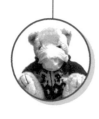

　　根據報導，北京市東城交道口城管部門最近查獲了一個賣SARS特效藥的假醫生，他把板藍根顆粒狀沖劑經過特殊加工，搖身變成預防SARS的特效藥，名為「黑白驅毒散」，價格竟賣到五十元人民幣一袋，簡直是坑殺北京市民。

　　由於抗SARS中藥價格經不肖業者不斷烘抬炒作，造成不少偽藥騙案。北京市藥物監管局目前已開始採取限價措施，嚴格規定各藥店販售的抗SARS中藥最高售價，不得超過九元人民幣；同時如果是由藥店代煎的，每服售價也不得超過十二元。

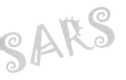

北京市藥監局要求各藥店嚴格執行物價部門的要求。藥監局同時要求藥店一定要保證藥品品質，拒絕接收、銷售不合格藥品。

SARS現象之二：漢藥、維他命大賣

嚴重急性呼吸道症候群會致命所造成的恐慌，已導致東亞地區傳統草藥及維他命銷售量扶搖直上。這可說是SARS帶來的又一個怪現象。

在北京，民眾搶購最多的是能有效預防流行性感冒的中藥板藍根。北京同仁堂說，由於這種嚴重急性呼吸道症候群引起恐慌，板藍根的銷售量增加了五到十倍之譜。儘管中、西醫都警告，草藥和維他命C不保證可以遠離SARS的侵襲，但藥房的生意仍接個沒完沒了。

香港主要的華文報紙刊登了好幾帖有關強化免疫力的中藥方子，另一些報紙則提供補肺的中藥煲湯食譜；還有報導說，菊花加蜂蜜有排毒、解熱功效。

西藥房及健康食品店的維他命C也銷路大增，維他命C早已被認為對預防普通感冒和流行性感冒有效。部分中藥商說，在過去的半個月裡，他們的中藥

45

第二章

世紀病毒變臉快

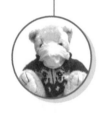

訂單增加了一倍以上。有些消費者甚至自己拿著處方來買藥材。

新加坡一家中醫藥公司說，許多不安的民眾買了他們的「強身茶」，固然令他們賺了不少錢，但憑良心說，他們調製的強身茶可以增強免疫力，但治不了SARS。當地一位家庭醫師對他的病人也指出，營養均衡、多喝水、多吃水果、睡眠充足、避免到人多的場所，才是明智的維持身體健康之道。並非每個人接觸到SARS，一定會感染。只要免疫力夠強，就比較不會被傳染，即使傳染，也能夠克服病毒的。

台北林口長庚醫院中醫部的醫生也建議病人設法強化免疫系統。他說，漢藥未必能消滅病毒，但對診斷出體虛症狀的病人會有幫助。

所謂「病急亂投醫」，促成了養樂多在香港銷路大增，更是奇聞。

不知哪裡來的耳語，指養樂多具有預防這種SARS的效果，造成養樂多在香港銷路大增，該公司在東京股市的股票也大幅上揚。養樂多總公司對這種現象也十分不解。

養樂多公司指出，過去在香港平均每天銷售三十

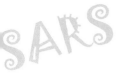

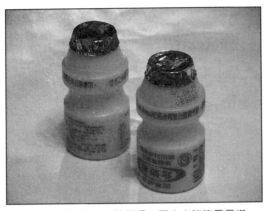

因傳聞可預防SARS，養樂多一天之內銷售量暴增。

萬至四十萬瓶左右，出現養樂多對預防SARS有效的
傳聞後，三月二十七日起每天的銷售量大增至六十萬
至七十萬瓶，三月三十一日則更高達約九十萬瓶。等
騷動稍稍平靜之後，四月三日的銷售量也維持約五十
五萬瓶的高水準。四月四日東京股市的養樂多股價漲
到一千六百九十五日圓，比前一天上漲一百一十七日
圓，該公司人員分析指出，股票大幅上漲，應與法國
主要食品公司大量購進股票成為最大股東有關，而不
是其他的原因造成的。

第二章

世紀病毒變臉快

SARS現象之三：台灣防疫成果，成加入WTO籌碼

正當中、台兩岸合作防疫毫無具體進展之際，對於外國學者建議將SARS更名為「中國肺炎」，陸委會副主委劉德勳斷感慨很深。他說，台灣如果把防疫做好，將可作為華人世界防疫的指標，而不再遭致歧視。

劉德勳是在應邀演講「兩岸經貿與大陸政策新走向」，談及最近引起國際性疫情的SARS時，作出這樣的感慨。他認為外國學者建議將SARS改名為「中國肺炎」，實在具有明顯的歧視心理，在台灣這一邊一定要努力防治，千萬別讓世界學者真的以這個名稱來概括台灣。

事實上，非常令人遺憾的是，兩岸間的防疫合作，目前還沒有什麼著落。劉德勳說，對於陸委會先前透過海基會傳真感染SARS台商在大陸的旅行史，提供大陸方面防疫，大陸方面後來是透過親民黨籍立委曹原彰轉交一份大陸官方網路公布的防疫資訊作為回應。

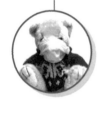

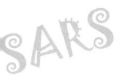

劉德勳表示，目前在大陸台商僅發現一對夫妻感染SARS就醫，他們的復原狀況相當穩定，也沒有要求在短期內返回台灣，畢竟移動病患是防治傳染病的大忌；他說，即使感染SARS的大陸台商堅持返台治療，陸委會與交通部也已分別擬妥小三通管道及航空器的隔離措施。

「防疫就是防疫」，陸委會副主委陳明通說，台灣很願意就人道立場協助大陸防治疫情，但是可不歡迎中共採取政治化或矮化我方的動作。

在醫界聯盟和外交部NGO委員會舉辦的「台灣應加入WHO」論壇中，有立委表示，衛生署在第一個SARS病例出現時，不待醫院通報，即主動積極進行疫情調查，避免醫護人員受到感染，這是台灣能有效防治SARS的主要原因。也有學者說，台灣和香港之所以疫情發展如此懸殊，主要原因是香港反應太慢，而台灣的動作夠快之故。

不過，與會的人都很在意的是：台灣並非世衛組織的成員，所以在國際疫情掌握不易，無法順利取得診斷技術。儘管台灣很努力改善疫情，卻依然被世界衛生組織列為SARS感染區，且被視為中國大陸的一

49

第二章

世紀病毒變臉快

部分。這是極不公道的事。

　　據說，外交部國際組織司長董國猷認為，台灣出現SARS不久，他即代表外交部向WHO西太平洋辦公室通報，陸續也寫信、拍電報向WHO說明台灣的防疫工作，後來台灣經WHO列為SARS感染區，併入中國大陸的一部分，外交部曾向WHO抗議，後來WHO才將中國大陸和台灣的疫情輕重做了區隔，但仍把台灣歸列為中國大陸的一部分。真是毫無道理！

50

SARS現象之四：影響兩岸密切交流

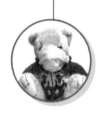

　　SARS造成的另一個怪現象，就是增加了獨派人士的說詞，力主政府應立即凍結所有SARS疫區人士來台。甚至有人說，兩岸封閉兩個月，台灣疫情即可消弭。其實這樣的說法，未免有點傷到對岸的感情了。

　　全球SARS疫情蔓延，台灣現階段最擔憂的是境外人士移入的病源，尤其大陸的疫情似乎短期內難以控制，因而台灣的獨派人士大有趁機運作之勢。

　　台灣團結聯盟中執會針對台灣SARS病例決議指出，政府應立即凍結所有疫區人士來台的簽證，並要

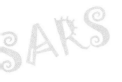

求經濟部採取禁止人民赴疫區投資經商，並預先採取有效保全台商在疫區財產的因應措施。

　　台聯秘書長林志嘉指出，針對中國政府草菅人命、隱瞞疫情的作為，台聯要表達極端不滿，中國現在終於知道隱瞞疫情是害人害己的嚴重不當行為，台聯呼籲中國政府勿再打壓台灣進入WHO，應認清台灣是主權獨立國家事實，無條件讓台灣成為WHO會員國。

　　台聯中執會達成的五點決議包括：譴責中國隱瞞疫情、要求政府凍結所有疫區來台人士簽證、台灣人民自疫區返台應強制隔離觀察十四天、要求經濟部禁止人民前往疫區投資經商並預先採取保全台商在疫區財產的因應措施。

　　林志嘉表示，根據世界衛生組織報告，SARS有十幾天潛伏期，因此在凍結所有疫區人士來台簽證時，宜同步對台灣人民自疫區返台採十四天的隔離觀察措施。

　　台聯說，WHO正式公布的疫區包括廣東、北京、山西、香港、新加坡等，國際間至少已有十數個國家拒發簽證禁止疫區人士入境，台灣政府應立即同

第二章

步採預防措施，凍結所有疫區人士來台，斷絕境外移
入病源的可能入境管道。

　　不過，相關的建議的確漸漸被官方接受了，例如
對台灣人民自疫區返台採十四天的隔離觀察等等措
施，都或多或少的加以重視了。

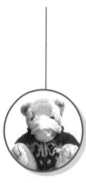

第三章
防疫，戒嚴令下！

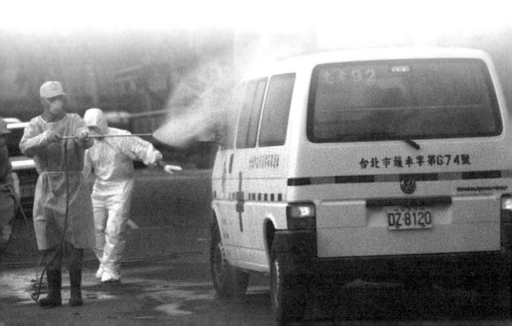

中國砸下35億元人民幣，來對付SARS

　　自SARS在大陸爆發以來，中國一直沒有具體的作為，主要原因是「輕敵」。沒想到這一次的疫情來得如此凶暴、如此難以遮蓋。外界批評中國面對疫情擴大，應變慢了半拍，並不是沒有根據的。

　　到了二〇〇三年四月十六日，北京當局終於首次採取了防範措施：下令境內所有航空公司發口罩與消毒紗布給機上乘客，以防範SARS疫情進一步擴大。此外，中國民航總局下令機場員工，不准疑似感染SARS的乘客上機。

　　這是值得高興的事。防疫，只有採取「全民運動」的方式去重視它，才會有所成就。

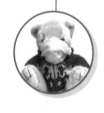

　　中國大陸民航總局規定，從四月二十一日起，所有乘坐中國大陸國內班機的旅客，必須填寫「健康申報表」才可以辦理搭機手續乘坐飛機。

　　所謂的「健康申報表」，是要求旅客填寫：這次旅行前十四日內到過哪些國家和城市？須註明是否有發燒、咳嗽、氣喘、呼吸困難等症狀。

　　可是儘管如此，到了四月廿三日，世界衛生組織

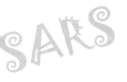

繼四月二日發布廣東與香港為旅遊警示區之後，還因當時的疫情狀況增列了中國北京、山西及加拿大多倫多，請旅客延後到這些地區的非必要行程。換句話說，北京也淪陷了！

　　四月廿六日，中國政府眼見SARS疫情嚴重，於是宣布斥資人民幣35億元（約台幣147億7000萬元）建立全國範圍內的防治網絡，以對付SARS及其他醫療緊急情況。堪稱大手筆！

　　目前擔任大陸抗SARS總指揮的副總理吳儀向立法機關報告時說，中共政府還撥出人民幣20億元，為感染SARS而又無錢治病的患者支付醫療費用。

　　北京當局宣布加強出入境檢查與隔離，以防SARS疫情在國際間擴大。入境中國大陸的旅客，如出現疑似感染SARS症狀，將被轉到當地醫院，而出境的可疑患者則被告知須延後行程，直到接受治療、病情穩定以後，才准離境。客機在飛航過程中如發現任何乘客出現SARS症狀，必須立刻進行隔離，此外，若有飛機駕駛與機員疑似帶有病毒，需要送醫檢測。

　　所有抵達中國大陸的旅客，必須填寫在大陸停留

第三章

期間的住址和電話號碼，萬一後來發現感染SARS，可方便官方追查同機其他旅客的下落，及早告知就醫。

搭機旅遊，而機上有病患同坐一班飛機，被認為是導致SARS疫情蔓延到全球各地的主因。

中國的動作始終慢了半拍，直到四月二日才首度做出反應，除由總理溫家寶召開會議外，衛生部長也第一次說明大陸各地感染情形，並允許世界衛生組織專家赴廣東調查，而中央電視台當天晚上在第一套節目黃金時段，也首度向民眾播出SARS的預防措施。

四月廿五日起，為防範疫情擴散，大陸廈門也開始比照金門，對小三通旅客實施量體溫措施，金門縣政府也緊急支援對岸免接觸式額溫槍，並將派員前往了解。大陸廈門市規定一旦旅客體溫超過攝氏三十七點二度、有發高燒症狀，即不准登船，必須接受進一步檢查。

北京居家隔離，一次牽連四千人

根據外電報導，受SARS疫情影響，中共外交部領事司向大陸各省市自治區的外事辦公室下達緊急通

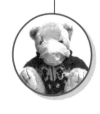

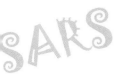

知，稱已接獲逾十一個國家知會，短期內不會向中國公民（不含香港居民）簽發入境簽證，另有近六十個國家表示保留對中國遊客作抽樣檢查的權利，費用由旅客負責。同時亦有消息指出，中共中央已下令各省外事辦，不再簽發前往港澳與台灣的簽證。

據了解，截至四月二十一日為止，正式照會中共外交部禁止中國公民入境的國家包括馬來西亞、沙烏地阿拉伯、愛沙尼亞、紐西蘭和愛爾蘭；而口頭通知會暫停發出簽證給中國公民的國家，則包括義大利、東歐的斯洛文尼亞和非洲加納。北韓四月二十二日也表示暫停中國公民入境、越南亦採取了相同的動作。

換句話說，全球已有逾11國禁止中國公民入境，可見得大陸SARS疫情有多嚴重！

四月廿五日，北京市當局繼前一天封鎖北京大學人民醫院後，又封鎖了地壇醫院，這是一週以來北京第二家醫院遭當局封鎖。可見得SARS旋風掃得有多兇！

地壇醫院行政人員說，當局不准訪客進入地壇醫院，但醫護人員可以離開醫院。到當天為止，中國衛生部通報，北京有卅九起死亡病例。

57

防疫，戒嚴令下！

　　北京市衛生局副局長郭積勇當天在記者會中表示，北京市已下令四千名曾經與出現SARS症狀者「密切接觸」過的人士接受居家隔離。另外，當局也禁止各大專院校師生在未獲得醫療單位批准的情況下，離開北京。換句話說，為了對抗SARS，北京不惜封城了。

　　郭積勇在市府當局宣布將對接觸過SARS患者採取緊急隔離措施的兩天之後，發布了這項措施。郭積勇還表示，當局可能在目前已選定六家處理SARS病例的醫院之外，再指定其他醫院加入對抗SARS行列。北京市政府一名發言人並否認北京當局計劃封城、決定宣佈戒嚴或關閉機場以及公路的謠言。

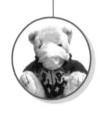

　　值得憂慮的是，海基會經濟處處長廖運源表示，依據大陸台商提供的資訊，由大陸通往金門、香港及澳門的和平碼頭、羅湖關及拱北關，大陸方面對出境旅客完全沒有實施消毒、驗體溫等防疫措施，將形成SARS的防疫漏洞。

台商若有需求，台灣將派出民間醫療團隊

　　SARS疫情逐漸蔓延，由於當初中國大陸未將疫

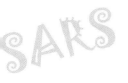

情資訊充分公開，主管兩岸交流事項的陸委會只得透過海基會逐一了解台商狀況；陸委會副主委劉德勳表示，目前在大陸台商並沒有因感染事件要求協助，一旦有台商提出醫療需求，將在獲得對岸同意後派出民間醫療團隊。

陸委會官員表示，從二〇〇三年二月初開始，海基會就透過各種管道向台商說明防疫須知，並確認在大陸台商及眷屬目前並無因感染事件要求協助，即使未來疫情不幸擴散，只要台商有需求並獲得對岸同意，就會派出醫療團隊。

對於立委提出「疫情包機」的建議，劉德勳表示，SARS疫情擴散與台商返台管道沒有直接的關係，疫情包機不但無法確保台商不受感染，為了搭包機在大陸各省間的移動，反而增加感染SARS的機率。

至於衛生署長涂醒哲呼籲台商一旦感染SARS最好不要回來的話，實在是誤解。劉德勳坦言，目前具有疑似感染症狀的乘客恐怕無法通過航空公司這關，因此陸委會、海基會的首要工作，就是將防疫訊息準確傳遞給台商、隨時掌握在大陸台商動向，並做好提

59

第三章

防疫，戒嚴令下！

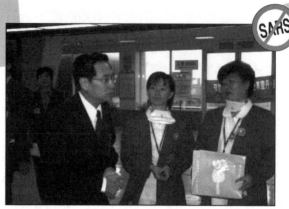

衛生署長涂醒哲巡視中正機場,預估SARS疫情在六月
中旬會逐漸獲得控制。(詹政光攝)

60

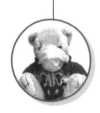

供醫療服務的準備。

　　為了在第一時間提供台商諮詢及服務,陸委會公
布港、澳、台三地緊急救難電話。香港:852-
61439012、852-93140130;澳門:853-6872557;台
北:2712-9292。

　　除了在大陸台商及眷屬外,陸委會已協調退輔會
聯繫在大陸榮民,比照海基會對台商傳遞正確的防疫
資訊;但他也承認,對於許多在大陸的留學生與個別
短暫停留的國人,陸委會無法一一追蹤確認,因此,
希望國人能夠主動聯繫在大陸親友,一旦出現特殊狀

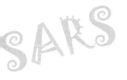

況，應迅速通報主管單位，來取得協助。

衛生署副署長李龍騰也曾指出，為減緩SARS疫情對台胞的直接衝擊，避免台胞返台傳染造成更大的社會問題，台胞在大陸診治SARS可透過專案方式由健保給付。至於台灣的醫療人員是否能前往中國大陸支援SARS醫療，就要看對岸是否同意了。

大陸去不了，怎麼辦事好？

美國衛生當局早就警告其國人避免前往中國、香港、新加坡和越南首都河內，以免感染SARS。台灣的各地長官也頻頻呼籲民眾儘可能不要到中國大陸、香港、越南，以及加拿大多倫多等地旅遊。例如陸委會強調，相關證據資料已顯示病源似來自大陸地區，中國大陸應該本於世界衛生組織（WHO）的會員義務，公開疫情資料。

衛生署長涂醒哲也鄭重籲請民眾儘可能不要到中國大陸、香港、越南等地旅遊。

高雄市長謝長廷表示已與高雄縣、屏東縣政府達成共識，值此疫情尚不明朗，大陸又不配合協助衛生組織疫情調查，因此，所有公務人員一律暫緩赴中國

防疫，戒嚴令下！

大陸考察。

　　嘉義縣長陳明文也表示，縣府將函文所屬機關學校在疫情警報解除之前，不得赴陸等地區從事考察、旅遊。

　　嚴重急性呼吸道症候群疫情愈演愈烈，大家聞病色變，其他縣市長也多提出類似的叮嚀。然而，大陸去不了，怎麼辦事呢？

　　不少企業採取的策略是：儘量減少兩岸三地的商務旅行，改用視訊會議溝通往來，以免工作人員遭到感染而危害全公司。

　　宏碁集團決定儘量使用視訊會議設備，對這種疾病能避免就避免，免得造成不必要的感染。

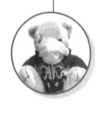

　　台灣微軟公司也採用視訊會議代替商務旅遊，以免感染。這些電子公司利用本身的專長，解決一些難題的策略，在這次危機中終於展現功力了！

　　此外，在大陸有高額投資的台塑集團董事長王永慶，眼見SARS疫情愈來愈嚴重，除了史無前例取消台塑集團的企業運動會以外，決定捐出兩億元，作為長庚大學研究SARS防治的經費。他非常擔憂長期下去，所造成的影響難以想像，所以決定加速SARS的

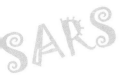

防治研究。

入境台灣須量體溫，拒絕者要開單重罰

台灣在防疫措施上面，很早就把它當成一回事在做了。

世界衛生組織於二○○三年三月廿七日將大陸、香港及越南列為SARS流行區，台灣的行政院衛生署當晚就宣布將SARS列為第四類法定傳染病，從此以後，不論是防治、隔離、防疫等措施都將有所依據，必要時可以強制執行相關措施。

從今年四月十日起，入境的旅客都要接受耳溫檢測，以斷定是否有嚴重急性呼吸道症候群（SARS）的早期症狀。

然而，有一位李姓男子卻並不從全台灣同胞的健康著想，反倒認為此舉是在破壞人身自由，所以，他在中正機場入境的時候就拒量體溫。僵持半小時後，他竟然以「接受耳溫測試，將不利於國家顏面」等理由，堅持拒絕衛生單位人員的耳溫測試，隨即公然闖關離開機場。台北縣衛生局以雙掛號寄發處分單，罰鍰新台幣六萬元，衛生署副署長李龍騰說，現在李先

第三章

防疫，戒嚴令下！

生想反悔也來不及了。因為李某在眾目睽睽之下闖關的事證確鑿，衛生局決定依違反傳染病防治法第卅七條第一項掛號寄出對李某的處分書，萬一無人簽收，將逕採公事送達的方式強制處分。

李先生是台灣SARS爆發疫情以來，第一位因為違反傳染病防治法規定受罰的民眾。他甚至與衛生人員大玩躲迷藏，突然不見了。後來有一天，李先生還挑釁地打電話給台北縣衛生局表示：「就是不讓你們找到！」因為此人不只一個住所，讓衛生人員到處找不到。

不過，現在衛生署已將告發單交給台北縣衛生局，由縣衛生局依照傳染病防治法第五條及罰則規定，對李某開出六萬元的處分單。根據傳染病防治法規定，為有效掌握疫情，中央主管機關得就傳染病之危險群及特定對象實施檢查（篩檢）；實施對象、範圍及檢查辦法，由中央主管機關會同中央目的事業主管機關定之。如果違反規定，可處新台幣六萬元以上、三十萬元以下罰鍰。

在上位的領導者雷厲風行的結果，造成極好的公信力。影響所及，目前台灣各縣市政府也都宣佈，為

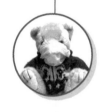

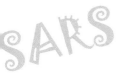

防止SARS擴散，凡是民眾前往各大醫院，不論是求
診、探病或洽公，一律強制測量耳溫後才可入內。目
前台灣比較大的公司多半已自動自發，開始實施入內
須先測量體溫的制度。甚至比較大型的舞場、KTV、
MTV等活動空間，也無不主動幫入內的來賓測量耳
溫。只要發高燒的患者，絕對不可能不被發現的！

　　此外，立法院也有委員建議行政院長游錫堃建請陳
水扁總統比照921救災時發布緊急命令，屆時各項行政

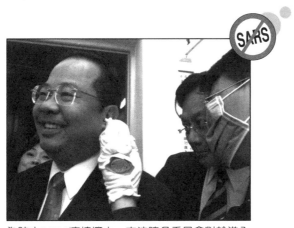

為防止SARS疫情擴大，立法院各委員會對於進入
會議室的委員及官員量體溫，並停發臨時採訪證
及參觀證，內政部長余政憲出席會議時一視同仁
接受測量。(王英豪攝)

第三章

防疫，戒嚴令下！

權將可擴張，能更有彈性地因應疫情做出適當措施。

　　台灣在防疫方面的重視與魄力，由此可見。

寶島防疫，猶如打一場眞實的戰爭

　　二○○三年四月眞是多事之秋，全球有兩個戰場，一是美國反恐，一是全球反SARS，這兩項工作都沒有國界之分。陳水扁總統就說，一定會積極有效處理SARS的疫情控制，「寧願過頭，也不能不及」。

　　SARS疫情在全球逐漸擴大，陳總統強調，對生命與健康的關懷是不分國界的工作。

　　陳總統說，遺憾的是，中國大陸刻意隱瞞疫情，才會連帶影響到台灣。

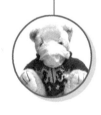

　　他表示，維護全人類的健康與生命，全球應不分國家有志一同，政府與民間也應該同心齊力。他強調，政府將採取積極有效的疫情管控，「寧願過頭，也不能不及」，絕不能大意、懈怠。

　　由於陳總統這麼說，隨後行政院發言人也表示政府對SARS的處理已有「最壞打算、最好準備」，請民眾相信政府處理的能力。

　　台北市政府衛生局長邱淑媞表示，為因應SARS

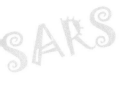

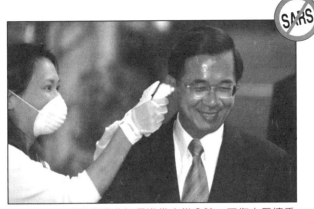

總統兼黨主席陳水扁參加民進黨中常會時，工作人員慎重地量了三次耳溫，總統的耳溫是三十五度多，可以安心主持常會，並領導SARS防疫。(鄭履中攝)

疫情可能擴大，衛生局已計畫協調十七家醫院隨時準備淨空，提供SARS病患觀察、治療。但儘管如此，台北市立和平醫院仍爆發了疑似SARS的集體感染事件，導致上千名醫護人員、病患及探病民眾今年四月廿四日中午起被強制隔離在和平醫院院區內。

　　台北市中正二分局員警以黃色的刑案封鎖線，把和平醫院週遭全都圍繞一圈，並拉下大鐵門。這是警方有史以來第一次以封鎖線進行最大區域的封鎖行動，「只准進，不准出」。初步估計，當時須遭隔離

第三章

防疫，戒嚴令下！

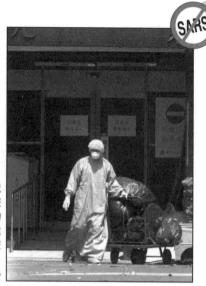

國軍松山醫院接收疑似
SARS病例，病患的治療
過程產生的醫療廢棄物
打包消毒後，自病房送
出準備外送給專業醫療
廢棄物處理公司處理。
（陳怡誠攝）

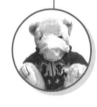

管制至少已達四千人以上，台北市政府並宣佈關閉和
平醫院兩週。

　　到了四月廿五日，歷經了超過十二個小時的隔離
管制，符合條件可離開和平醫院的四十三名探病家屬
及洗腎病患，終於在廿五日凌晨搭乘專車回家，但返
家後仍需接受爲期兩週的居家隔離。而留置在和平醫
院的，仍有1,180人。

　　這天中午，和平醫院數十名遭隔離的醫護人員及

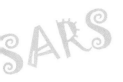

病患家屬，集體舉布條抗議，十幾名醫護人員並衝出警方第一道封線，表達對隔離措施的憤怒不滿，並指待在醫院裡壓力實在太大，精神幾乎崩潰。

事實上，衝出封鎖線的人員，依法警方可以逕行逮捕，並罰款六萬到三十萬元，如果其身分是公務員，還必須受到行政處分。台北地檢署襄閱主任檢察官陳宏達於是出面呼籲被隔離的民眾配合主管機關要求，以免觸犯刑法相關規定。

職責所在，台北市長馬英九也不得不說出重話：「防疫，視同作戰！不配合防疫措施，視同敵前抗命，一定要嚴格處分，必要時將予以開除！」馬英九認為，進入醫療業就必須要有此行業的倫理道德。市政府為了劃分罹病者與健康者的隔離空間，還另找了一些大場地來容納有關的人員，以免造成恐慌。

台灣防疫，猶如打一場真實的戰爭啊！

台灣公家單位紛紛加強消毒工作

國內傳出醫院內SARS集體感染，以及病例增加之後，目前已有西班牙等十二國建議其國人暫時不要前往我國，另有沙烏地阿拉伯等國停發我國人民赴該

國簽證。

12個國家去不得！台灣會受到如此待遇，有一部分原因是外國把台灣當成中國的一省，而中國大陸早已成為世界衛生組織的「SARS流行區」，連帶地也把台灣同樣看待了。

外交部指出，目前呼籲其國人暫時不要來台灣，或者非有必要不要來台的國家，計有西班牙、波蘭、馬來西亞、加拿大、泰國、汶萊、墨西哥、法國、沙烏地阿拉伯、巴布亞紐幾內亞、土耳其、愛沙尼亞

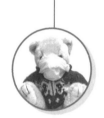

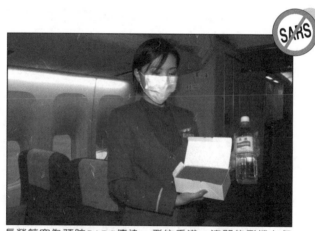

長榮航空為預防SARS傳染，飛往香港、澳門的飛機上餐點，已停止供應。而改以麵包和礦泉水讓旅客在機上「裹腹」，長榮空姐說，非常時期，還沒有旅客因此而向航空公司抱怨。（圖文：詹政光）

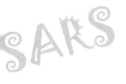

等。

　　因應政府防範SARS的工作，華航加強飛機客艙清潔作業，並接獲波音公司建議使用MS1453消毒液；同時也在全線各航班配發口罩給全體客艙組員，在客艙服務過程中必要時佩戴，並在所有班機急救箱中備置二十個3M可防止細菌的口罩，提供航程中發病及周圍旅客使用。

　　中華電信公司對抗SARS，為防止客戶感染，要求各營運處同仁，全面以酒精加強消毒公共電話。該公司在全台灣共有十三萬四千多具公共電話機，平常都派有專人負責清潔，平均每個月清潔二到四次，大多使用清潔劑及抹布，每個月至少一次使用酒精消毒。但為了防範SARS，該公司決定再用酒精全面加強消毒。

　　此外，台北捷運公司每天反覆消毒旅客最常接觸的區域。白天、夜間都將動員人力，在各個捷運機廠和捷運各線端點進行列車消毒擦拭，旅客最常接觸到的電梯扶手、驗票機閘門、自動售票機、兌幣口、廁所等，都會每天持續消毒。捷運系統第一線站務人員全面配戴口罩，車站裡也不時可見清潔人員反覆擦拭

電梯扶手、自動售票口、閘門等旅客經常接觸的範圍。

SARS疫情讓社會各界高度警覺，部分民眾搭乘計程車時也擔心這會成為傳染途徑，台北市政府監理處也在全市五個計程車休息站，免費提供稀釋漂白水供駕駛清潔消毒車內，提供衛生的乘車及駕駛環境。

四月廿九日，台灣電影戲劇商業同業公會為了對抗SARS特地開會，擬定全台戲院一體適用的對策。此後，唱KTV也要測量耳溫了！

香港鐵路公司加強清洗車廂，防SARS擴散

香港政府加強控制 SARS 蔓延，在二○○三年四月廿五日起，在國際機場全面為入境旅客量度體溫以及在羅湖口岸實施抽樣檢疫後，廿六日起將會把量度體溫措施擴大到其他口岸。

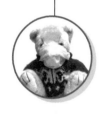

香港當局最早要求所有入境旅客填寫健康資料，並為機場所有出入境旅客量度體溫。在陸路方面，由於儀器不足，當局暫時只能在羅湖及紅磡以抽樣方式檢驗出入境旅客的體溫。

特區政府還向公務員發出指示，若公務員有家人

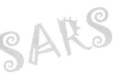

或同住的家中成員被證實患有SARS，該公務員可獲准放假七天，以減低病毒擴散。任何公務員若患上SARS的病徵，應立即求診。如果被證實患上SARS，便應隨即通知所屬政策局或部門的管理層，患病人員可根據一般程序申請病假。

發言人又說，公務員如有家人或同住的家中成員感染SARS，應立即通知所屬政策局或部門的管理層，後者也應隨即將有關人員的姓名及聯絡電話號碼知會衛生署，以便展開所需的追蹤工作。

此外，鑑於香港感染SARS人數不斷上升，引起市民恐慌，香港地下鐵路和九廣鐵路公司都表示，將加強清洗車廂及採取預防措施，防止SARS擴散。

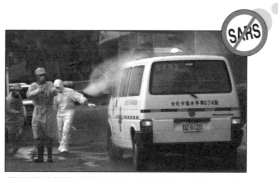

和平醫院部分病患移送松山醫院第九病房，工作人員謹慎地以消毒水噴灑運送救護車。(黃國書攝)

防疫，戒嚴令下！

第三章

地鐵公司發言人表示，將加強每天使用消毒清潔劑清洗車廂，並改變車站通風系統的模式，加強抽入新鮮空氣的功能，以提高站內空氣流通。

香港當局多個政府部門還在服務設施及政府大廈的公共地方，推行大清洗行動，例如電梯及扶手等。

民政事務局長何志平呼籲，私人大廈、公共交通機構及食肆一齊響應清潔行動，積極採取措施防止病毒蔓延。

香港食環署表示，目前已增加二十二部洗街車，加強清洗街道的次數，並呼籲菜市場的店舖加強衛生。

新加坡隔離、遏阻和圍堵三管齊下

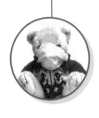

新加坡PSB國際管理學院副院長吳偉認為，在這次處理SARS事件上，新加坡政府非常積極主動，在第一時間內發布消息，讓人民觀察到政府的能力，確實足以對抗SARS的侵襲。相反的，香港政府沒有即時發布消息。從處理SARS爆發和蔓延事件來看，星、港兩地在危機處理上有明顯差異：星國注重「防火」，香港則偏重於「救火」。結果當然不同。

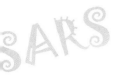

　　新加坡政府二○○三年三月廿四日下令，可能與罹患類似流行性感冒的致命不明疾病的病患接觸過的七百四十人留在家中隔離十天，以控制SARS的疫情。

　　該國衛生部長林勛強表示，他是根據傳染疾病法採取這項措施的。這也是當時傳出爆發這種疾病後，全球最大規模的隔離行動。

　　不過，比起中國大陸北京兩大醫院、台北市和平醫院四月下旬的超大型隔離行動，人數還是小巫見大巫！

　　到了四月底，新加坡政府將對付SARS的行動定位為一場「全民出征」的戰爭。它採取的措施，是世界上首開先例的嚴刑峻法，甚至比世界衛生組織標準更嚴格，以更有效地圍堵和遏制SARS病毒擴散。

　　它採取的是隔離、遏阻和圍堵三管齊下，並且開闢了三條防禦戰線，成立「抗SARS作戰部隊」的部長級抗SARS小組，在關卡、醫院和社區這三大戰線作殊死戰，確保防衛體系滴水不漏。

　　一名五歲男童經診斷感染SARS 後，從四月廿四日起即被關閉十天，一百四十名學生被送回家隔離。

75

第三章

防疫，戒嚴令下！

另有一所中學大約兩百名學生因接觸一名感染SARS的十三歲女童,而被要求留在家中一週。

新加坡政府採取這項援引隔離法的罕有決策,是為防止SARS蔓延。隔離名單上的七百四十人被強制留在家中,是以他們可能接觸患者為依據。

到了五月一日,二十萬名新加坡學童都已收到政府發的電子溫度計,每天量體溫,防範SARS。

這是新加坡政府為打擊SARS疫情採行的創舉,斥資近三百萬美元為五十萬名大學以下各級學生每人準備一支體溫計。

澳門對抗SARS,不惜任何代價

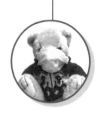

澳門行政長官何厚鏵表示,澳門將不惜任何代價對抗SARS。

當地政府已制定一系列措施應付SARS,包括大量儲備足夠藥物,以及隨時對病人採取隔離措施。他強調,所有預防和應對措施的指導思想是以澳門人健康為重。

何厚鏵同時表示,他已向衛生部門下達指示,如果澳門出現SARS時,要不惜任何代價,儘量減少死

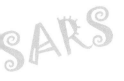

亡人數。

他並且指出，這次在廣東和香港等地出現的SARS，可說是前所未有的，是無法以過去對付傳染病經驗加以預防和治療的傳染疾病。

在周邊地區爆發SARS疫情後，澳門今年四月十八日起在所有出入境口岸要求入境遊客必須填寫入境健康申明卡，同時增設臨時應急隔離室等設備，對SARS患者及疑似病人的旅客，採取臨時隔離及轉送。

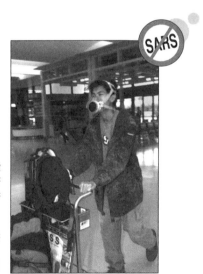

由於SARS感染的個案持續增加，一位前往大陸唸書的青年，把他珍藏的防毒面具都拿出來。他表示，這個防毒效果佳的面具，可以確實防止病毒的侵入。

（圖文：詹政光）

第三章

防疫，戒嚴令下！

　　雖然入境澳門遊客量已比往年大幅減少，但澳門SARS應急協調小組從復活節假期開始，即實施出入境口岸預防SARS的強化措施，模擬訓練一旦疫情爆發，各部門間的協調控制能力。

　　據了解，在澳門與珠海相接的拱北口岸臨時設置的工作點，開始向每個入境旅客派發入境健康申明卡。旅客在申明卡上必須如實填報個人健康情況，包括是否有發燒、咳嗽、氣喘、呼吸困難等症狀，還需申報到達珠海口岸前一周內到過的城市和國家，必須在填好申明卡後才能進入驗證大廳，將申明卡連同出入境證件交邊檢人員查驗。

多倫多淪陷，美國東北部緊張

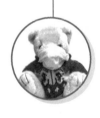

　　由於加拿大的多倫多市已經被「世界衛生組織」列入避免前往旅行地點名單當中，位於加國以南，尤其是地理位置較接近多倫多的美國東北部民眾，對於SARS也逐漸感到緊張起來，而鄰近多倫多的美國城市醫院及衛生官員也開始加強預防措施。

　　目前，全美各地醫院的急診室已紛紛貼上標語，要求曾經前往SARS感染的地區，並患有呼吸道疾病

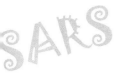

的民眾戴上防病毒口罩。

　　同時，一些出現發燒、咳嗽現象的病人，也立即被全身穿著並配戴防護設備的衛生工作人員，緊急送入隔離室。

　　第一個死於SARS的是美國商人。但美國國內並還未蒙上陰影，疑似病例比較起來還算相對少，而距離多倫多市不遠的紐約州羅契斯特市與水牛城，一個病例都未出現。不過，當地的醫院、傳染病方面專家及急診部門醫生，已為未來疫情的可能爆發而加緊備戰。

　　費城賓州大學醫學中心一位醫生即感嘆說，SARS所引發的歇斯底里症比實際病症嚴重，該中心內科醫生每天平均都會接到兩位至五位民眾來電表示，擔心自己已受感染。

　　同時，SARS爆發的時機正逢感冒流行季節，由於症狀類似，許多可能只是患普通感冒的民眾，也變得疑神疑鬼。

　　紐約市衛生局公佈消息說，紐約最近新增四個SARS疑似病例，使得相關單位也不敢掉以輕心。此外，康州衛生廳公佈該州又增加了兩名SARS可疑病

第三章

防疫，戒嚴令下！

例，這兩人都剛從大陸回來，出現SARS類似症狀。

　　儘管多倫多淪陷，美國東北部緊張。但加拿大聯邦政府和多倫多市政府官員對世界衛生組織（WHO）建議民眾避免前往多倫多也很不滿，要求該組織徹底了解實情，把事情搞清楚。

　　加拿大衛生部高級官員古利說：「防止SARS病毒輸出唯一辦法是防止感染者搭機出國，我們抗議世衛組織指前往多倫多不安全的說法。」

　　WHO提出警告後，觀光客紛紛走避，還有一家遊輪公司不接受多倫多遊客，令多倫多市民深感被歧視和被國際社會遺棄。全球郵報標題寫道：「多倫多人在加拿大和美國同遭排斥，多倫多人愈來愈覺得自己像痲瘋病人。」

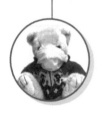

第四章
防治大對策

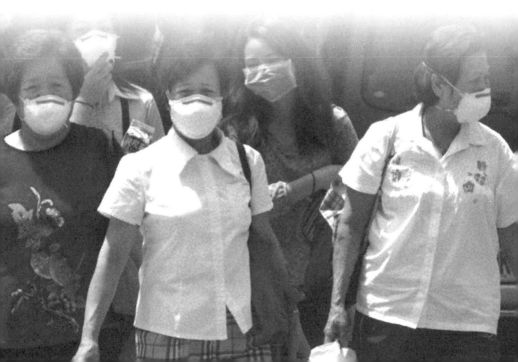

　　行政院SARS疫情災害因應委員會召集人陳建仁認為，民眾對於SARS的無知，是造成社會恐慌的原因；事實上，SARS不如想像中嚴重，只要少接觸病人，病人住的病房澈底消毒，疫情可以很快控制。既然主要傳染源來自病人及病房，而民眾的恐慌多是因不了解SARS，因此加強防疫的公衛宣導教育就很重要了。

　　那麼，除了少接觸病人以外，我們個人應該如何做，才會安心、安全呢？

一、勤洗手

　　洗手的重要，從腸病毒侵襲的旺季，即不斷有專家強調了。對抗SARS也一樣，不管任何單位提出的「四勤三好」、「三不四要」……等等口訣，都會把「勤洗手」列入，可見得它是最基本的防疫方法，不可不注意。

　　平時我們就應該常保持雙手潔淨。洗手時，手心、手背、手腕、指尖、指甲縫都要清洗，肥皂或洗滌液要在手上來回搓洗十五秒，整個搓揉時間不應少於三十秒，最後用水沖洗乾淨。家中使用的自來水，

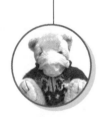

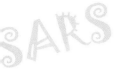

洗手標準程序（接觸病人前後或出入公共場所）

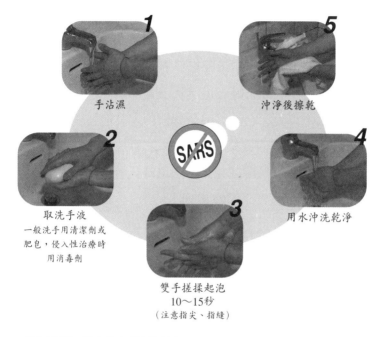

1 手沾濕

2 取洗手液
一般洗手用清潔劑或
肥皂，侵入性治療時
用消毒劑

3 雙手搓揉起泡
10～15秒
（注意指尖、指縫）

4 用水沖洗乾淨

5 沖淨後擦乾

資料來源：臺大醫院感染管制小組

品質當然沒問題；如在戶外時，取用的水務必是流動的，才會乾淨。

根據香港方面的研究，SARS病毒在離開人體後三小時內仍能存活，所以台北市政府衛生局長邱淑媞建議民眾常洗手，保持手部的清潔，可有效防止感染。

第四章

防治大對策

台大醫院感染科主任張上淳指出，院方收治的SARS病患在發病初期都是糞便稀軟、發燒、肌肉痠痛、倦怠，幾乎不咳嗽，二、三天後才會咳嗽，更多天後會有胸部X光顯示肺部病變，這與一般呼吸道感染發燒後不久即有呼吸道症狀不同。

張上淳說，台大醫院急診醫師、其他醫院醫師，一開始不知道病人染上SARS，未必全戴好口罩，其中有位耳鼻喉科醫師在診治病患時，曾經比較靠近病人的嘴部，但後來卻沒被列入SARS病人名單內，很可能是他勤於以正確的方法洗手，切斷傳染途徑。少數醫護人員碰觸到病患的飛沫、分泌物等體液而出現輕微發燒、糞便稀軟的症狀，可能就是因為沒有及時洗手、洗臉。

張上淳認為，正確洗手很重要，因為SARS可能是經口傳染。他推測，除非近距離、長時間吸入SARS患者咳出帶有病毒的飛沫，否則洗手應該有助於擺脫病毒。既然SARS的傳染途徑是經口傳染，所以避免把病毒吃到身體裡的最好方法，就是洗手。一般人如能正確洗手，比戴口罩更能預防SARS感染。

正確的洗手方式，是在用餐前，或是打噴嚏、咳

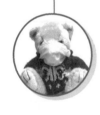

84

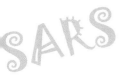

嗽、如廁、幫嬰幼兒換尿片後,用肥皂仔細清洗手指、手掌、虎口、指甲縫,不要沒洗手就觸碰到口、眼、鼻。根據衛生署的建議,可以將家用漂白水稀釋一千倍洗手消毒;如果清洗居家用品、公共場所,可用稀釋一百倍的家用漂白水消毒;如果是清洗嘔吐物,則需要稀釋二十倍的家用漂白水,消毒效果較好。

生機飲食專家歐陽英的建議也可以作為參考:如果出門時無法即時消毒洗手,應準備一瓶百分之七十五濃度的藥用酒精,裝入噴霧器(小瓶好攜帶即可),隨時在雙手不清潔時,立刻噴在手中,再以紙巾擦乾,即能殺菌確保安全。

台大醫院小兒感染科主治醫師李秉穎說,勤洗手才是預防感染的不二法門,尤其要注意在洗手時,除了用肥皂、酒精外,還必須用力搓揉,才能把手上的病毒澈底搓掉。國外報告顯示,酒精可消滅SARS病毒,而民眾聽聞消息後,已陸續向藥局搶購,酒精是一打一打的買。李秉穎針對這一點表示,病毒有兩種,一種是外層有脂肪包裹,怕酒精;另一種沒有脂肪包裹,也不怕酒精,因此SARS病毒可能是外層有

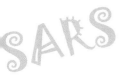

第四章

防治大對策

脂肪包裹的病毒，但這有待實驗證明，民眾就算沒買到酒精，也不必太失望。

二、勤洗臉

北京的解放軍三〇二醫院傳染病專家提出防範SARS的對策是：要做到「四勤三好」，即勤洗手、勤洗臉、勤飲水、勤通風；口罩戴得好、心態調整好、身體鍛鍊好。

為什麼應勤洗臉呢？因為臉部最容易寄居病毒。SARS的病原體主要是經由鼻、咽和眼侵入人體。洗臉可把病毒清洗掉，使鼻、口腔和眼等病菌容易侵入的部位保持潔淨，減少感染的機會。

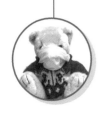

據報導，香港大學醫學院微生物系教授袁國勇也表示，人們早先忽略了一點，那就是手指其實才是最大的敵人。即使戴上口罩，如果沒有清洗雙手就去揉眼睛、摸鼻子和嘴，仍有可能被傳染。

台大醫院小兒感染科主治醫師李秉穎說，一般民眾戴手套不會用過即丟，因此手套上若沾黏病毒，還四處摳摳摸摸，照樣會造成感染擴大。

另有人建議使用眼罩，李秉穎表示，除非和病人

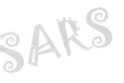

近距離接觸，加上病人打噴嚏、咳嗽，飛沫噴射而出，如此病毒才有直接進攻眼睛黏膜的機會，否則一般民眾應該是不用戴眼罩防疫，注意別亂揉眼睛才是關鍵。但不管是取用手套或在臉上四處摳摳摸摸，都很容易把病毒帶來帶去，所以一定要多洗臉，才能避免留下遺憾。

　　世界衛生組織派駐新加坡協助對付SARS侵襲的奧斯曼‧曼梭醫師指出，一般的SARS患者用手指接觸過鼻涕等體液，也可能將病毒傳播出去。這時，與患者有近距離接觸的任何人便很容易被傳染了。尤其家人或親人通常是面對面的接觸對象，更容易經由體液的轉移而受病。所以我們如果能經常把臉部洗乾淨，也許沾在臉部的病毒就被洗掉了。洗臉看似簡單，卻也是個人的自保之道呢！

　　至於用什麼洗臉最好？這個答案就眾說紛紜了。皮膚科醫師會說水與肥皂最好；美容師則認為用清潔乳最好。冷水對油污的洗淨力很差，我們從在廚房裡洗盤子就即可印證，油膩的盤子用熱水較好洗，但用冷水卻很難洗淨。但熱水會把油脂洗掉太多，使皮膚變得乾燥，反而因為癢而容易誘導我們的手指頭去抓

87

臉，結果會更糟糕，所以溫水洗臉最好。

　　至於一天洗幾次臉，並沒有一定，完全看你是在家中，還是上班、上學，以及取水是否方便而定。

三、勤喝水

　　俗語說：「人能三日無糧，不可一日缺水。」可見水分對人體的重要性。

　　一般醫師常主張人們多喝水，尤其是泌尿科醫師更是如此。泌尿科醫師認為，多喝水可保持腎臟的健康，可治療和預防泌尿道結石，對尿路感染的治療和預防、泌尿道癌症的再發，都有絕對的幫助。

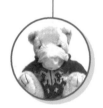

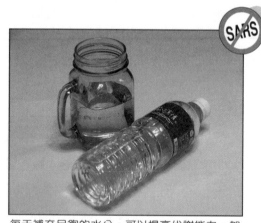

每天補充足夠的水分，可以提高代謝能力，加強抵抗力。

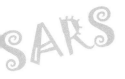

　　春季氣候多風乾燥，空氣中粉塵含量高，鼻粘膜容易受損，勤飲水可以使粘膜保持濕潤，增強抵抗力。同時，勤飲水還便於及時排泄體內廢物，有利於加強機體的抗病能力。

　　書田醫院陳明村院長說，水是百藥之王，除了帶給細胞所需的成分，還可將細胞中的廢物代謝掉，減輕器官的負擔，身體自然健康。

　　他建議人人都應該養成每天至少喝六至八杯白開水。尤其睡前、洗澡時是人體水分流失最多的時候，睡前最好要補充水分，洗澡後最好也馬上喝五百西西的水。

　　陳明村院長認為，水可以調節體溫，幫助消化吸收，運送養分，預防及改善便秘等，對痛風、膀胱炎、氣喘、結石性疾病、感冒、發燒，都可以改善症狀，一個人神清氣爽之後，自然而然百病不生，強壯又健康。

　　飲用水如何避免遭病毒污染也很重要。經濟部水利署副署長陳伸賢指出，要避免飲用水遭污染，應定期清洗水塔。

　　陳伸賢表示，供水系統上，在水庫集水區，政府

第四章

不論在水質、水量方面實施多項管制措施，如開發使用限制、排放水限制等；在淨水廠中，更有多層淨水措施，並加氯消毒；其後才用加壓管線輸送到用戶端。這一連串流程中遭SARS病毒污染可能性不高，反而是送到用戶端後，因都會區多高樓大廈，水塔清潔工作便成為防範SARS病毒污染的重要關鍵，為此，民眾應定期清洗水塔。

四、儘量不要去SARS流行地區

90

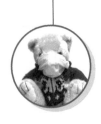

世界衛生組織（WHO）將中國大陸、香港、越南列為SARS疫情嚴重地區，行政院也已將SARS列為第四類法定傳染病。為全面防止境外疫情移入，行政院人事局要求軍公教人員暫時停止因公前往大陸、香港、越南等地區，但各機關如確因業務需要必須前往上述地區者，需講清楚理由報請行政院同意後，才能前往。

衛生署長涂醒哲也呼籲最近一個月不宜前往已有嚴重感染地區，如中國廣東、北京與香港。同時最近一個月內儘量不去中國、加拿大、越南、新加坡。

其中，多倫多SARS疫情有持續發展的趨勢，衛

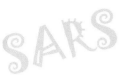

生署呼籲民眾如有必要前往，應注意身體健康狀況，並加強保護措施。

他並且說，為了自己及家人的健康，如果前二個星期曾去過上述地區，請嚴密自我觀察，有無感冒症狀，如發高燒（高於38℃）、咳嗽、呼吸困難，若有上述症狀，應馬上戴口罩，立刻前往醫院看病。看醫師時，請詳告訴醫師你最近去過的旅遊地點。

世界衛生組織於二○○三年四月二日發布最新SARS旅遊警示，建議旅客延後所有到香港及廣東的非必要行程。二○○三年四月二十三日，又根據疫情狀況增列了中國北京、山西及加拿大多倫多，請旅客延後至這些地區之非必要行程。二○○三年四月廿九日，多倫多被除名，但仍屬於病例集中區域。關於這一方面的最新消息，讀者可密切注意該局網站(www.cdc.gov.tw)公布的更新訊息。

五、儘量避免出入醫院或人口密集的地方

依據現有的證據顯示，致病原在人與人之間的傳播需經由與病人的密切接觸，可能是接觸病人的飛沫或體液而傳染。目前全球發現的病例大部分是照顧

防治大對策

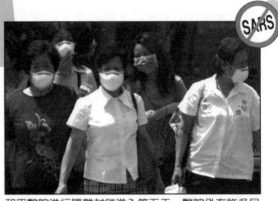

和平醫院進行隔離封鎖進入第五天，醫院外有許多民眾路過醫院外圍，大多的民眾都不約而同的戴上口罩，顯示SARS風暴對北市居民的影響甚大。(陳信翰攝)

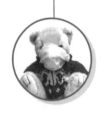

SARS病人的醫護人員，或SARS病人的至親好友。所以，預防感染SARS應儘量避免出入醫院或人口密集的地方。

世界衛生組織最近更新SARS的「處置、感染管控及出院追蹤」指引，特別是在對醫院的感染管控標準提高，除要求醫院內所有醫護人員接受SARS處置訓練，對未確認的病人及其訪客的防護警戒，則從原本的外科用口罩，升級為「一律都必須配戴N95等級以上口罩」。

台北市立和平醫院傳出七名醫護人員及行政人員

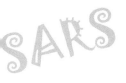

疑似集體感染SARS之後，衛生局就連夜進行消毒工作，並因應緊急狀況隨即封院。

　　衛生局指出，和平醫院通報服務於醫院的個案A先生爲北縣曹姓個案的一級接觸者，四月二十一日晚間出現發燒及咳嗽現象，經擴大追蹤檢查後，發現院內其他六位員工也出現發燒症狀，目前七人均已隔離治療，並通報行政院衛生署疾病管制局判定。

　　衛生署疾病管制局提醒各醫療院所，我國SARS病例定義及通報範圍已因和平醫院案例，於四月二十四日加以調整，除依現行定義辦理SARS個案通報外，並增列詢問與台北市立和平醫院之關聯性，若有亦視爲有接觸史；至於無明顯旅遊或接觸史者，如其症狀、病徵（含血液相及生化檢查、胸部 X 光等），足夠懷疑爲SARS者，亦請各醫療院所加強通報。

　　此外，繼台北市立和平醫院之後，位於北市萬華區、平日經常有遊民群聚與出入的私立仁濟醫院，也因醫護人員疑似集體感染SARS，於今年四月廿九日遭到衛生署下令隔離封院。萬華區長徐漢雄及衛生所人員於第一時間抵達現場勘查封鎖地區；隨後，萬華分局長陳健發也立刻指示員警圍起封鎖線，包括仁濟

第
四
章

醫院醫療主體大樓，對面另外兩棟包括牙科、復健科以及行政單位主要所在地建築物，全數遭到隔離。

封院是不得已的措施，目的是在第一時間內加以隔離，以防止疫情繼續擴散。

事實上，這告訴我們的訊息就是：醫院是目前比較危險的地方。要想自保，最好的方法就是儘量避免出入醫院或人口密集的地方。

六、落實外勞體檢，細心觀察日常作息

94

根據今年四月廿七日台灣各大報的報導，台中縣一家工廠爆發國內首例外勞疑似出現SARS症狀，工廠七十九名員工六人出現感冒、咳嗽等疑似SARS的症狀，其中五人為泰國籍，一人為台灣籍。這是SARS風暴首傳擴及外勞，究竟是否罹病，感染來源為何，引人注意。這突顯了與外勞有密切關連的家庭不能不注意的又一問題。

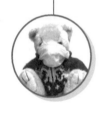

SARS在全球發燒，並透過國際航線迅速擴散。防堵流行區域境外人士入境，自有政府管制。但如果你家有引進外勞的話，請留意越南、泰國、印尼及菲律賓等國家已陸續傳出疫情，你必須小心。

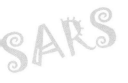

　　台北縣勞工局表示，如果是近期內才入境的外勞，雇主除了記住每半年應做的體檢外，在日常生活上應多注意觀察外勞是否有身體不適的異狀。

　　如果外籍勞工是在SARS疫情開始傳出之前入境者，基本上應不必太擔憂。有必要時，可到醫院再做一次比較完善的體檢，如發現有疑似感染症狀時，應即時送醫並通報衛生主管機關。

　　就業服務法規定外勞在入境抵臺灣後，三日內必須做初次入境健檢，但因為他們多來自鄉下，生活環境易接觸到家畜動物，衛生環境比較差，稍有不慎很有可能感染到病毒。

　　勞工局表示，若外勞尚未引進，但民眾確實有急迫之需要時，建議民眾不妨經由就業服務中心辦理接續轉換的外勞，既能解燃眉之急，又能免除感染SARS疫情的恐慌。

　　別以為你家沒請外勞幫傭就沒事了。如果你是由外包清潔公司負責居家清潔工作者，應留意該公司僱用外籍勞工（包括大陸籍人士）的健康情形，如有發現不尋常的健康狀況，就要立刻停止其進行你家的清潔工作，並即時送醫治療。

第四章

七、保持通風及充足陽光

室內經常保持通風換氣，可稀釋、減少致病的因子。

台北市政府衛生局長邱淑媞提醒民眾，SARS主要是透過飛沫和近距離接觸傳染，避免感染最重要的是做好口鼻和呼吸道防護，例如戴口罩，其次則是環境消毒，尤以手經常摸到的地方為重點，使用漂白水、酒精消毒都有效，常用肥皂洗手也有一定效果。

接下來的防範之道就是環境消毒，消毒環境第一個重點應擺在「手經常摸到的地方」，用漂白水、酒精消毒都有效，用肥皂洗也有效，即使是用清水沖洗都有一定的效果。

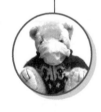

如果你要在家裡消毒，衛生局也有具體建議，例如消毒餐具，可在十公升的水中加入二十四公克（約一點二湯匙）的漂白水（含氯量百分之十）攪拌，把餐具放進去浸泡兩分鐘以上；別忘了使用餐具前要再把漂白水洗掉。

至於居家環境消毒，例如清洗地面、牆壁、浴室、廁所等，可用每十公升的水加上五十四公克（約

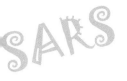

三湯匙）的漂白粉（含氟量百分之十）澈底刷洗；庭院和水溝也可以灑漂白水消毒。

雖然漂白粉、漂白水取得容易，但衛生局提醒民眾，使用時一定要注意保護眼睛、皮膚，並愼防兒童誤食。

SARS蔓延，不只口罩熱賣，連過濾空氣的空氣清淨機銷售率也提高不少。空氣清淨機功能和口罩相差不多，但前提是空氣要流通，空氣清淨機用法要正確，以免傷害到人體。

八、口罩要戴好

對於SARS這樣的新疾病，全世界都還在研究和學習因應階段。根據目前所知，SARS的傳染途徑應是飛沫傳染和近距離接觸傳染，最好的防護之道就是讓病人戴上口罩。

口罩沒必要出門就戴。在進入醫院看病、探視病人或空氣不流通的地方，建議戴十二層以上的棉紗口罩。口罩最好四小時一更換、一用一消毒，家庭可用微波爐消毒或用蒸汽熨斗熨燙。

台北市政府衛生局長邱淑媞建議患有呼吸道疾病

97

第四章

防治大對策

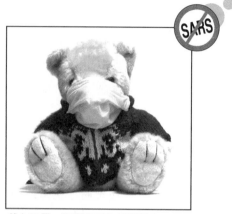

戴上口罩，照顧自己也保護別人。

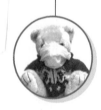

的民眾，「不管是不是感染SARS，都應戴上口罩」，這是公德心的表現，也是保護別人的做法。一般民眾也應保護自己的口鼻和呼吸道，戴口罩仍是最簡便的方式。

有關戴口罩的方法、常識與傳染的關係，因屬於目前大多數最重要的防禦動作，所以本書特地另闢一章專事探討，請見第七章〈口罩與傳染〉。

九、飲食要均衡，睡眠要充足

除了戴口罩、勤洗手，很多人關心吃什麼能預防

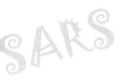

SARS。營養學家多半認為飲食要均衡,睡眠要充足,這應是一個鐵則。有些人吃維他命E,也有補充體力之效。因為它具有抗氧化作用,對抗病毒,的確是不錯的選擇。一般食物中以豆類、小麥胚芽的含量較多,不過現在國人因飲食非常不均衡,比較不容易有機會攝取到較多的維他命E。

身體有了較強的免疫力,自然較能抵抗病毒入侵。營養充足及均衡,常常也是多數人最容易疏忽、最不易做到的,以青壯年人來說,因生活忙碌,蔬菜及水果明顯攝取不足,一般每天五蔬果是營養均衡的參考重要標準,最理想是水果二份,蔬菜三份,但是憑良心說,很多人一天甚至是吃不到一份水果的。

至於蔬菜,最好是要多吃深色的,雖然淺色蔬菜似乎口感較佳,不過從營養學來看,深顏色蔬菜的價值較高。

此外,科學家發現,流行性感冒病毒在缺乏硒(selenium)的動物身上,會變得更兇猛、更危險,病毒一旦變形,再對寄居動物補充營養,就太遲了。「硒」是人類必需的微量元素,是人體抗氧化酵素麩氨基硫超氧酵素(Glutathione Peroxidase)的主成

第四章

分。根據流行病學調查，人體中硒的攝取量足夠時，癌症的發生率與死亡率較低，可見硒對於防範腫瘤有相當的效果。「硒」可以在全麥製品、動物肝臟、海鮮、雞肉、乳製品、綠花椰菜、洋蔥、蒜、草菇等食物中補充。

可以增強免疫力的有關食物包括：菇類（香菇、洋菇、草菇、金針菇、柳松菇、杏鮑菇）、大蒜、優酪乳或優格、全穀類、黃豆製品、新鮮的深黃綠色蔬果（如南瓜、木瓜、番茄、柳丁、文旦、芭樂、檸檬等）、十字花科蔬菜、苦瓜、洋蔥、藻類（海藻、綠藻）、小麥草、堅果類、黃耆、枸杞、紅棗等等。

100

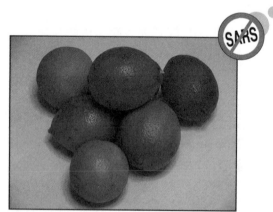

多食用新鮮深黃綠色的蔬果，可增加免疫力。

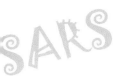

十、適量運動，保持體力

注意根據氣候變化增減衣服，合理安排運動量，在平常是強身之道，而在現階段則是保命之道。

全台進行SARS防護工作，台北市長馬英九強調，除了執行隔離工作之外，希望大家多到戶外空氣流通的地方運動，只要自己的身體健康，抵抗力就會自然提升了，那麼就比較不容易被疫情傳染。

他強調，北市目前已是全台最重視運動的城市，希望所有市民養成運動習慣，讓台北成為活力十足的城市。

愛運動的馬英九說，最近SARS疫情的防預工作已展開，許多人感到草木皆兵、人心惶惶；但是他呼籲所有市民，多到戶外空氣流通的地方運動。

中央研究院院長李遠哲也強調「以運動強身救國」。受到SARS疫情的衝擊，國內多數台商都已經停止兩岸間的商務往返，影響所及，外出休閒的機會也跟著減少。倒是空間開闊、陽光充足的高爾夫球場，最近呈現人滿為患的狀況，成為這一波SARS陰影下生意很好的行業。仁寶總經理陳瑞聰就是在這段期間

特別加強運動的好手之一。

醫師謝瀛華說：「做任何運動，最好要能維持半個小時以上；飲食也要均衡，與家人一起做適量運動，也可以強化健康、順便促進家庭和樂。」

前榮總傳統醫學科主任、中華民國能量醫學學會創會會長鍾傑建議大家：保持大便通暢，及每天作半個小時到一小時的運動，不但可舒筋活絡、促進氣血循環，內臟器官功能也會因而活躍，加強礦物質的運用。

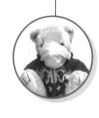

我們再從美國十四例SARS患者，只有一名病人曾用呼吸器治療，反應這些病人免疫系統仍能對抗冠狀病毒突變株的事實，所以增加營養及免疫力、多運動，使肝臟有足夠能力迅速合成肺泡上的免疫蛋白質，SARS的急性呼吸窘迫症就能快速恢復。可見得適量運動、保持體力也是很重要的。

十一、心態要調整好

感染SARS還是有救的，不必恐慌，但也不能掉以輕心。

台灣今年最早出現的SARS可能病例——勤姓台商

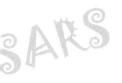

夫妻已經在四月十八日早上出院了。不過因為怕別人把他們當「瘟神」看待，也為躲避媒體干擾，並未返回住家。台大醫院感染科主任張上淳醫師指出，兩人不具傳染力，可重返正常生活。

張上淳表示，勤姓夫妻從三月下旬就不再發燒，從退燒迄今，早就超過評估出院的五天觀察期，外加出院後居家隔離的十天。但院方考慮到兩人曾經肺炎嚴重，肺功能有待調養，且擔心媒體打擾，所以讓勤姓台商多住十多天才出院。

由於勤家的地址早已曝光，勤家女兒在父母和弟弟病倒後，自動休學深居簡出，媒體記者到他們家按門鈴，無人應門。里長表示沒有見到勤家夫妻回來。

勤姓夫妻是受僱到大陸工作的上班族。他們實在不清楚自己如何被傳染，推測可能在大陸東莞或香港受感染。

從「勤先生的肺部有些纖維化病變，肺功能有點受損，以後還要觀察復原狀況」的情形來看，顯然得到SARS也不是好過的，何況容易產生自卑心理，所以我們對於SARS的態度，應該能免則免。而想要不罹患病毒，就不可「不信邪」。

103

第四章

防治大對策

有些人拍胸膛說什麼「生死有命、富貴在天」、「閻王要你三更死、小鬼不敢留人到五更」……等等，有這種輕忽觀念的人，最容易被SARS找上門！因為他一定老往人多的、危險的地方跑，也不戴口罩，自然「中獎」的機率就比常人為高！

不過也不必太緊張，因為行政院衛生署長涂醒哲就曾經對民眾表示，目前SARS的個案都是境外移入，衛生署將會有效予以控制，不會讓台灣地區成為三級疫區。所以只要小心即可，不必過度緊張。

涂醒哲說，目前台灣的感染個案都是境外移入，國內並已加強隔離檢疫措施，同時醫療院所也已經做好準備，衛生署有把握不會讓台灣淪為三級疫區。

心態要調整好，這也是一項個人對抗SARS的自保原則。

十二、發生疑似SARS症狀要儘速就醫

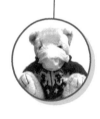

衛生署長涂醒哲說，如果你的同事或鄰居最近曾經去過中國、香港、新加坡、越南、加拿大等SARS嚴重感染地區，且回國後有發生類似症狀，請發揮同事愛、鄰居愛，向衛生機關通報，以便替他作最好的

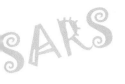

服務並減少傳染機會，並請協助勸導他戴上口罩、迅速就醫。

　　如果你的同事、家人感染SARS被隔離治療，或是你搭乘的交通工具，剛好與已被診斷為SARS的患者同一班，你會接到居家隔離的通知單。被隔離在家中是很痛苦的事，但為了自己及家人的健康，以及所有國人的健康著想，一定要合作，別讓鄰居覺得你不會替他人著想。居家隔離最重要的目的不只在隔離，而是在觀察，觀察你接觸到SARS病患十天潛伏期內是否有發病。若一旦發病，請馬上戴上口罩，和衛生單位聯絡送醫治療。早期就醫可以得到最好的療效，也免於傳給家人及鄰居。

　　此外，請不要歧視感染SARS的病人，或從感染區回來及被居家隔離的人。只有大家互相關懷、接納，才不會有人不敢主動通報，導致令疫情蔓延。台灣是全世界公共衛生及醫療的模範生之一，你的合作、你的理解與大家共同的努力，是克服此次SARS疫情最有效的法寶。

　　衛生署疾病管制局24小時諮詢通報電話：0800-024-582。

第四章

疑似SARS通報病例就醫流程圖

疑似SARS通報病例就醫

↓

醫師依據WHO之SARS定義，檢視個案臨床症狀，判斷是否為SARS疑似個案

否 → 排除SARS個案

是

↓

一、進行SARS病例通報
二、參照WHO公布之疑似病例處置指引，進行隔離、進行胸部X光檢查等處置
三、將胸部X光檢查及全套血液檢查檢驗報告及相關旅遊史資料遞送CDC

↓

CDC進行專家查之快審是否排除為SARS個案

是 → 排除SARS個案

否

疑似病例
1.針對接觸者進行居家隔離措施
2.進行胸部X光檢查

排除SARS

可能個案
參照WHO公布之可能病例處置指引，進行下列處置：
1.安排住院隔離或與其他SARS個案安置於同一病房
2.採樣供實驗室檢驗，以排除其他已知之非典型肺炎致病原
3.針對接觸者進行居家隔離措施

排除SARS

依傳染病防治法或相關規定進行防治

鑑定為SARS個案

治療後依據WHO出院及追蹤政策處理及追蹤

106

資料來源：衛生署疾病管制局

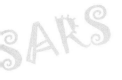

SARS居家隔離通知流程圖

（SARS疑似及可能之同住家人、照護者、同辦公室及同機人員）
（通報個案在未鑑定前視同SARS疑似病例）

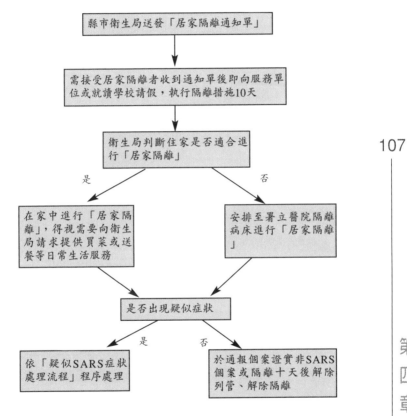

縣市衛生局送發「居家隔離通知單」

需接受居家隔離者收到通知單後即向服務單位或就讀學校請假，執行隔離措施10天

衛生局判斷住家是否適合進行「居家隔離」

是　　　　　　　　　　　否

在家中進行「居家隔離」，得視需要向衛生局請求提供買菜或送餐等日常生活服務

安排至署立醫院隔離病床進行「居家隔離」

是否出現疑似症狀

是　　　　否

依「疑似SARS症狀處理流程」程序處理

於通報個案證實非SARS個案或隔離十天後解除列管、解除隔離

資料來源：衛生署疾病管制局

第四章

防治大對策

第五章
醫藥偏方大蒐尋

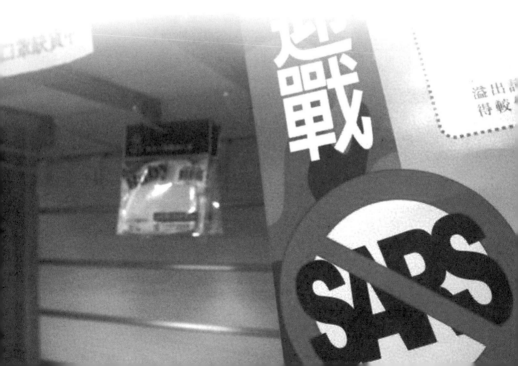

預防SARS新藥，進入臨床實驗階段

　　香港目前治療SARS的標準療法，是以抗病毒藥物「雷巴威林」和蛋白酶抑制劑合併使用。但這種療法並未獲得世界衛生組織的肯定，美國疾病管制暨預防中心也不覺得很好。加拿大安大略省十五名專家組成的SARS科學顧問委員會，似乎有同感。

　　美國國家衛生研究院檢驗結果發現，雷巴威林對於SARS病毒並無效果。國衛院邀請的全美學者目前已取消以雷巴威林和類固醇合併療法的試驗計畫。

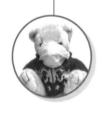

　　然而，中國國家食品藥品監督管理局不久前批准第一項具有預防SARS功能的新藥：「重組人干擾素α-2b噴霧劑」。這種新藥已進入臨床實驗階段，即將用於第一線醫護人員等SARS高危險群體。

　　這是治療的一項新希望！實驗證明，α-2b噴霧劑對阻斷呼吸道感染途徑具有一定的作用，同時也不排除具有全身的抗病毒作用，臨床應用基本上是安全的，但使用該藥物並不意味著可以阻斷所有的傳播途徑，因其尚不能在有效性評估過程中廣泛應用，只能有限度地開展臨床試驗以證明其有效性。

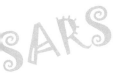

據說，大陸軍事醫學科學院微生物流行病研究所從跨世紀起，就開始研究干擾素，最初目的是用來治療B型與C型肝炎，但研究人員後來就發現，既然干擾素能阻斷病毒顆粒的複製，幾乎對所有DNA、RNA病毒都有一定程度的抑制作用，所以也會有抑制SARS病毒的功效。

正如威而鋼一樣，由於「歪打正著」的研究，說不定干擾素也能「小兵之大功」呢！讓我們拭目以待吧！

中醫藥界發揮善心，集思廣益

中國大陸國家中醫藥管理局對外公布一帖抗SARS中藥方「SARS中醫藥防治技術方案」。大陸專家認為，SARS屬於中醫熱病，病因為感受疫毒時邪，病位在肺；其基本病徵特點為：熱毒痰瘀，壅阻肺絡，熱盛邪實，濕邪內蘊，耗氣傷陰，甚至出現氣急喘脫的危險。

這帖中藥方一般健康人服用標準為：

處方一：鮮蘆根二十克、銀花十五克、連翹十五克、蟬衣十克、僵蠶十克、薄荷六克、生甘草五克，

醫藥偏方大蒐尋

水煎代茶飲，連續服用七至十天。

處方二：蒼朮十二克、白朮十五克、黃蓍十五克、防風十克、藿香十二克、沙參十五克、銀花二十克、貫眾十二克，水煎服，一日兩次，連續服七至十天。

處方三：貫眾十克、銀花十克、連翹十克、大青葉十克、蘇葉十克、葛根十克、藿香十克、蒼朮十克、太子參十五克、佩蘭十克，水煎服，一日兩次，連續服用七至十天。

此外，還有一帖專為那些必須與病人接觸的健康人服用的藥方，不過服用方法必須透過醫生指導。如處方四。

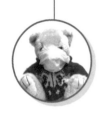

處方四：生黃十五克、銀花十五克、柴胡十克、黃芩十克、板藍根十五克、貫眾十五克、蒼朮十克、生苡仁二十五克、藿香十克、防風十克、生甘草五克，水煎服，一日兩次，連續服用十至十五天。

基隆醫院提供板藍根保健茶受歡迎

SARS疫情持續蔓延，民眾視上醫院為畏途，為增加民眾抵抗力，衛生署立基隆醫院中醫師特別準備

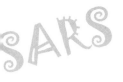

可以增強免疫力的「板藍根保健茶」，讓民眾免費飲用，沒想到保健茶不但受到歡迎，還供不應求，民眾希望院方能準備更多，讓他們都喝得到保健茶來抗病毒。

衛生署立基隆醫院特別商請中醫師準備能夠增強身體免疫力功效的板藍根保健茶讓民眾免費飲用；到醫院看病及陪同前來看病的民眾知道喝這種保健茶可以預防病毒，都極感興趣，不到半天，院方煮的九大桶都被民眾喝光了。

基隆醫院中醫師何廷俊指出，板藍根保健茶的幾味藥材在中藥店都買得到，民眾可以自己煮來飲用，這些藥材包括板藍根二錢、金銀花五錢、黑豆二兩和生甘三錢，再放一千五到二千西西的水，滾煮三十分鐘就可以喝了。

衛生署台東醫院中醫部主治醫師陳顯東表示，站在中醫的立場，可從增加免疫機能和提升呼吸道功能兩方面著手。

陳顯東表示，增加免疫機能藥材很多，比較普遍的有麥門冬湯、玉屏風散、冬蟲夏草等，可以加入枸杞、大棗、五味子煮成湯，在出國、進入人群或是高

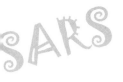

醫藥偏方大蒐尋

危險區域時，當作茶水攜帶飲用。

平常則多吃蔬菜、水果，吸收維他命C和維生素，以及睡眠充足，維持正常作息，就能強化呼吸系統功能，降低感染機會。

冬蟲夏草有增強免疫功能

SARS太兇猛，醫界目前尚無法能對症下藥，因而造成民眾恐慌，除了戴口罩避免飛沫傳染、減少進出公共場所等治標方法外，醫界強調唯有依靠人體免疫能力，才是積極可行方法。

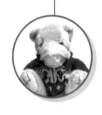

生達製藥指出，在他們所賣的健康食品中，包含冬蟲夏草、蜂膠、靈芝與活性乳酸菌等對提升免疫力都有所助益，其中冬蟲夏草多醣和醣類衍生物具有增強免疫功能、調節生理功能，冬蟲夏草素（蟲草酸）則具增強NK cell活性，可增強免疫功能與疾病抵抗力。

至於蜂膠，生達表示，可強化細胞膜，防止細菌入侵，增強抵抗力，含高量類黃酮可消除自由基與抗氧化作用，並具抗細菌、抗病毒效能。

蜂膠具有顯著的殺菌、抑菌及抗炎活性，能有效

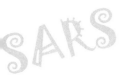

殺死75種細菌，包括上呼吸道感染、預防肺炎、尿道感染等，蜂膠已發現對許多DNA與RNA型病毒均具抑制活性，包括流行性感冒A與B型病毒、水泡性口腔炎病毒、單純庖疹病毒、冠狀病毒、輪狀病毒和腺病毒等。

活性乳酸菌會刺激免疫系統增加抗體，增強人體本身的抵抗力；刺激脾臟淋巴囊分泌B細胞、T細胞，也可增進周邊血管淋巴球產生大量的干擾素(Interferon)，並促進自然殺手細胞 (Natural Killer Cell) 的活性，使人體對外來病原或癌細胞充分發揮免疫功能。

至於靈芝方面，由於它的成分中含有可以使人體免疫力進行調節的小分子蛋白質（LZ-8）。目前已經知道這種蛋白質的分子量 (15000至29000)及胺基酸的組成構造和人體的免疫球蛋白類似，可以增強人體免疫能力。

草藥民間偏方，大行其道

由於新加坡坊間流傳能預防SARS的草藥配方，引起許多人的興趣，一些中藥行推出「清肺解毒」的

115

第五章

醫藥偏方大蒐尋

中草藥，造成搶購人潮。

　　一家中藥行的職員透露，他們自己調配的「清肺解毒」草藥，平均每天銷量極多。這種「清肺解毒」草藥的材料包括夏枯草、毛根、菊花和甘草，主要功效就是解熱，老少都可飲用。

　　不過，一位中醫師表示，這些草藥只能達到解熱功效，並不能預防或醫治SARS。它能受到歡迎，純粹是一種心理上的安慰而已。

　　馬來西亞中醫學院前任院長黃叔平認為，某種新病毒起始之初，都必須經過一段時日的臨床研究，才能研發出對症的新藥劑。有關SARS的時疫，因為是病毒細菌的傳染，所以迅速流行。中醫方面也還沒有特效藥物治療，不過，依照中醫病理分析，具有清熱解毒特質的草藥，卻有預防作用。

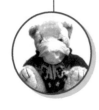

　　黃叔平院長在中醫界已有從事診治與教學研究長達五十年的經驗，最近也從各種怯熱、消炎、排毒的藥性，配製了一帖預防非典型肺炎的復方，來幫助朋友們。

　　黃老醫師樂意的把這份復方公布。復方共有八味草藥，各五錢，用半壺水煮三十分鐘當開水喝。這八

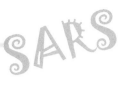

味草藥是：板藍根、荊芥、甘草、馬勃、金銀花、連喬、牛蒡子與白菊花。

他說，這帖藥在華人來說，是屬於保健涼茶的一種。雖然未必有絕對的療效，但作爲預防用途確可試試。

大蒜有殺菌、抗氧化作用

廣東省是最早傳出SARS的地方，疫情也特別嚴重。中國工程院院士、廣州市呼吸病研究所所長鍾南山指出，從廣東治療病例過程中，已經研商出很多可以防治SARS的經驗。

他的經驗是採用中醫治療方法，包括清熱、解毒、去濕等減輕病人的病症；其次是及時採用大劑量的皮質激素；再來是採用無創傷性的通氣方法，幫助病人呼吸；最後是對中晚期的病人及時處理，採取措施提高免疫力，防止病人感染各種病菌。

鍾南山認爲，台灣、香港與大陸的醫學專家應該聯合起來，共同研商解決SARS的病源性問題。

除了廣東以外，山西疫情也日趨嚴重。山西老醋聞名大陸，山西人一年可吃掉十公斤的醋，過去許多

117

第五章

醫藥偏方大蒐尋

不明的瘟疫流行，山西人很少感染，而大蒜則素有殺菌、抗氧化的功能，將大蒜泡醋所生產的大蒜醋，對強化免疫力受到學界肯定。

　　台灣大蒜研究學者指出，過去結核病還是不治之症時，唯一被使用可以抗結核菌的只有大蒜，大蒜醋是由台灣大蒜浸泡小麥草，可強化免疫力，預防感冒，如果大蒜醋中加入中藥材北砂參、川百合、珠貝、天文冬、麥文冬、桔梗等，是最佳呼吸道保養聖品，可達清肺、潤喉作用，而達到預防SARS的保健功能。

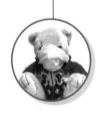

種薄荷蘆竹仔等藥草，防SARS

　　繼劉海若透過大陸中西醫合併療法治療康復出院之後，對抗SARS，成為大陸中醫藥再一次揚名立萬的機會。

　　北京販賣抗SARS中藥的最大宗，當然是同仁堂。據說同仁堂為了服務民眾需要，讓他們更方便用藥，還推出了「中藥代煎劑」，由於每天的供應量達到十萬瓶以上，而為了防止有盜賣，一個人排隊一次限購十二瓶。沒想到現在每天一大早，北京崇文門同

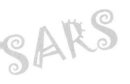

仁堂藥鋪前就排起了長長的買藥隊伍，只見每人都抬走一捆十二瓶的藥水，就像在台灣量販店購物一樣。

在台灣各地，這種情況雖然不多，但南投縣鹿谷鄉廣興村，由村長張輝邦帶領村裡老人開闢的藥用植物園，最近園裡根據先人傳承秘方，指出薄荷、冇骨消根等數種藥草對SARS有預防保健的功效，引起不少民眾前往詢問。

鹿谷廣興村人口逐漸高齡化，村長張輝邦鑑於年輕人紛紛到外地謀生，村內幾百位老人家生活單調又無聊，除了號召大家成立老人清掃志工隊外，還帶領著一群六十多位老人志工，開闢一處藥用植物園，不但讓社區道路多了綠美化的效果，老人家每天早晚呼朋引伴來拈花惹草，既可健身又可以打發時間。

目前這座藥用植物園，已栽植有五、六百種藥草，包括大陸名貴藥草，而最近由於SARS流行，坊間除了「板藍根」相傳有預防保健的效果外，村長張輝邦引述先人相傳的秘方指出，屬於人畜共通「陰性」症的SARS，包括桑葉、薄荷、蘆竹仔、冇骨消根、連翹、金銀花等藥草，以水煎煮藥湯飲用，對於預防SARS及保健也有效用。

119

第五章

醫藥偏方大蒐尋

中藥煎服宜用砂鍋瓦罐，忌用鐵鍋

　　中國大陸感染嚴重急性呼吸道症候群SARS人數持續增加，目前一些抗SARS中藥方在市面上流傳，許多人照方抓藥自行煎服，更有一些藥店、藥廠和醫院等單位煎製成袋裝或瓶裝的成藥，大陸中醫專家呼籲大眾應持理性態度，雖然中藥服用適當有助預防，但切勿濫服。

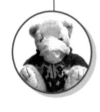

　　中華中醫藥學會內科肺系病專業委員會主任委員晁恩祥指出，中醫講究辨證論治，因時、因地、因人而異，同一種病在不同地區、不同季節、不同人群，中藥處方不一樣；同一個處方，有的人服了有效，對另外一些人就可能有害。

　　目前流傳的中藥處方有的僅是單純的清熱解毒藥，綜合辨證不夠，藥性偏涼，不適宜於脾胃功能較差者及早期孕婦等，老人和兒童等體弱者服用過量對身體也有傷害。晁恩祥說，已經發現有人因服用不當而致胃痛、嘔吐或腹瀉的現象。

　　晁恩祥並不認為喝了預防中藥，就不會得SARS。他說，一個合適的預防SARS中藥方，在一定

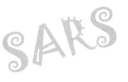

程度上能夠增強人體對病的免疫力和預防作用，但並不能保證喝了就沒事。一般人沒有必要非喝不可，如果要服，也要謹慎對待，切忌盲目從眾。

不少人透過服用中藥來預防SARS，但在煎煮時卻不得法，影響了藥效。北京中醫醫院急診科主任劉紅旭提醒大眾，煎服中藥時應注意，煎藥的用具應以砂鍋、瓦罐為宜，陶瓷、玻璃器皿也可，但切忌用鐵鍋、銅鍋。

煙燻中藥能去菌抗毒

一名中國大陸的中醫師表示，中藥能用來作為煙燻治療，其中由白芷、艾葉和蒼朮等中草藥組成的蒼艾煙燻療法，有抗病毒和殺菌作用。

目前受聘於新加坡中醫會診中心的大陸醫師胡龍才提出一種沒有副作用，又可預防病毒感染的中醫蒼艾煙燻療法：

使用三種中藥——白芷（三十克，如粉劑為三克）、艾葉（九十克，如粉劑為九克）、蒼朮（三十克，如粉劑為三克）。將這三種材料調和均勻，放在點燃小木塊的瓷器或不鏽鋼器皿中，煙燻臥室，讓蒼

第五章

艾中的豐富揮發油散布在空氣中，吸入支氣管後，可產生抗病毒和殺菌作用。蒼艾煙燻療法每天可做兩次，每次燻約三十分鐘。

他表示，這種屬於抗過敏的藥材，價錢低，在中藥店可買到，據臨床觀察發現，在上呼吸道感染發生時，採用這種蒼艾煙燻療法，效果還不錯。

當SARS在廣州爆發時，大家馬上搶購板藍根和白醋，以口服板藍根和醋燻治療病情。當時，媒體沒有報導，報章也沒有公開討論這個病症，人們對病情所知不多，因此，病情失控蔓延。前一陣子，板藍根等中藥被搶購一空，這原本認為能提高個人抗體的中藥，卻一些人因服用不當，反而對身體不好。

根據中醫的理論，沖服板藍根對預防疾病原本是有益的，不過，沖服時要將正常的劑量稀釋，即正常沖服一杯的可稀釋成幾大杯。可是，因為有些人對這種藥物認識不足，服用過量反而對健康有害。

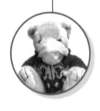

中藥吸入法可追溯到古代，以煙吸入為主，如古代名醫崔知悌，治療久咳不愈，採用多花蜜拌使潤，置於容器中再加火，使煙冒出，然後以管吸煙，這是治療久咳的特殊方法。

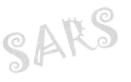

另外，坊間也傳出號稱能對抗SARS的兩種香燻療法：

一、松樹：主要幫助治療呼吸道感染，包括各類支氣管炎、肺炎、咳嗽、肺部感染等，是很好的去痰劑。另外，對鼻喉黏膜炎、鼻竇炎和喉嚨痛也有療效。但是，它對皮膚有刺激性，應小分量使用。

二、百里香（Thyme thymol）：被認為是強力天然的「抗生素」，傳統用來治療感冒、咳嗽和喉嚨痛。它可對各種呼吸道感染起治療作用，兒童可使用較安全溫和的百里香醇（Thyme linalool）。不過，它能刺激皮膚與黏膜，應小分量使用，而且孕婦及高血壓患者不宜使用。

中醫盼與西醫合作找出根治 SARS 之道

北市和平醫院封院，不少第一線醫療人員心中怕怕，但在中國醫藥學院任教的盧勝茂醫師卻自告奮

勇，願意以義工身分進入和平醫院協助治療。他強
調，中西醫併軌治療是打敗SARS的可行途徑。

盧醫師的想法與馬來西亞中醫師黃少飛不謀而
合。黃少飛中醫師，盼望中醫與西醫合作，積極尋求
出能夠根治SARS的藥方，來幫助患者。中大中醫中
藥研究所管理委員會主席梁秉中也認為，現時香港中
西醫並沒有合作機制，政府應邀請大陸中醫來港，與
當地醫師合作對抗SARS。

黃少飛中醫師說，一般來說，中藥的藥性比不上
西藥強，而且治療期也比西藥的長。但是，中藥所引
起的副作用很小，同時是兼顧治標與治本。就以普通
涼茶草藥來說，其功效除了能消熱解暑之外，也能增
強身體的免疫能力，也就是增強抵抗病毒入侵的能
力。

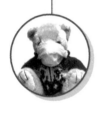

他也指出，中草藥的板藍根、金銀花與甘草，都
具有抗菌功能，對SARS 病毒應有預防的作用，將這
三味草藥再加上白朮一兩、防風四錢、北氏(草頭)三
錢與黨參三錢一同煮水一小時，當開水喝，也就能提
升抵抗病毒的能力。但要注意的一點是，板蘭根及金
銀花都帶有寒性，患哮喘者必須加上紅棗及生薑調和

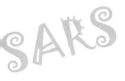

服用。

　　此外，香港中文大學中醫中藥研究所研製了一種抗病毒保肺沖劑，並與一家藥廠合作大量生產。該研究所管理委員會主席梁秉中表示，香港醫院管理局早前邀請中大嘗試提供預防 SARS 的中藥，他們因而研製出這種沖劑，成分包括桑菊飲、玉屏風散及抗SARS 草藥。

　　香港中文大學研製的這種沖劑，免費分發給三千名前線醫護人員，目前約有七百名前線醫護人員服用過四天，並沒收到不良反應的投訴。不過，梁秉中強調，該沖劑只能預防感染 SARS，並不能治療。孕婦更不宜飲用，兒童及慢性病患者也要按照醫生指示服用。

125

第五章

醫藥偏方大蒐尋

第六章
名人教你幾招

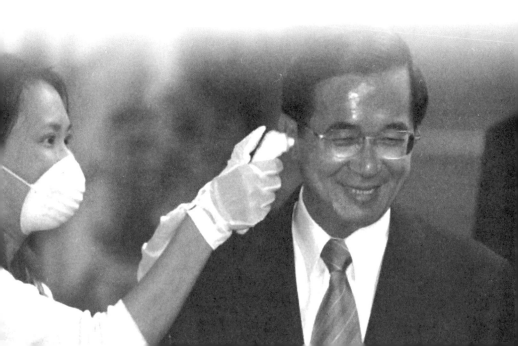

　　除了上一章各界對抗SARS的草藥偏方大蒐尋之外，本章我們將爲您提供一些在台灣醫界素有名望的學者專家，爲我們的讀者提供指導對策。以下的篇幅，均是他們以多年經驗或花費一番功夫所得到的寶貴資料，請千萬不要輕易放過：

楊玲玲／「米」是提升免疫力的良方

　　嘉義大學生命科學院院長楊玲玲指出，「米」就是提高免疫力最經濟實惠的藥膳。

　　要提升免疫力，避免呼吸道感染，楊玲玲提供對抗SARS的五套藥膳食譜，全部是以米爲基本材料。

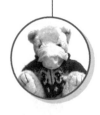

　　她指出，古代皇帝和有錢的人是吃人參補身體，百姓則是吃粥補身體。男人要種田，耗損體力，所以吃飯；而婦女只能喝大鍋飯剩下的米湯，卻並不因此影響身體健康。於是她說：「粥飯爲世間第一補之物，故貧人患虛症，以濃米飲代人參湯。」

　　這套中醫理論，在現代醫學仍然適用。多年前，她開始讓台大醫院的末期腫瘤病人每天下午喝一碗「米露」。所謂「米露」，也稱做「米漿」，與豆漿做法很像，就是把新鮮米加水，然後放進果汁機打成汁，

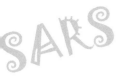

並過濾去殘渣。

　　如此新鮮的對策，竟然使得原本無法進食的病人情況明顯好轉，甚至已經可以吃東西了！這套獨特而有醫學根據的食補方法，在台北醫學院附設醫院和台大醫院都作過實驗，至今仍在繼續採用。

　　楊玲玲說，很多人以為吃人參才能補身，其實人參並不是任何人都能吃的，身體健康的人吃人參，確實可以達到食補的效果；一旦在罹病潛伏期吃，因人參屬於熱性藥材，反而會使得身體變糟，加速疾病發作。

　　她又說，至於冬蟲夏草，或其它名貴藥材，不是

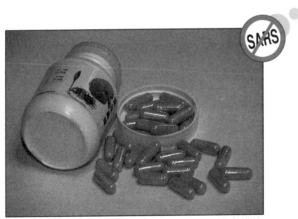

冬蟲夏草藥材名貴，平日飲食攝取均衡、補充維他命，一樣有很好的免疫效果。

名人教你幾招

太貴，就是非台灣本地生產的，藥材來源少、假貨充
斥，一般人可能花了大錢卻買到假貨。

　　楊玲玲提供的五套藥膳食譜，第一套是參考中醫
治療脾胃名方「四君子湯」配成的「四君子粥」。首
先將米洗乾淨，加水二杯浸泡；再將三錢黨參、三錢
白朮、一錢半甘草加水二杯及沙拉油一小匙放入電鍋
中，外鍋加四分之一杯水，煮至開關跳起，略冷即用
漏勺濾去殘渣取其濃汁待用；再將三錢茯苓洗淨，炒
乾用粉碎機打成粉待用；最後紅棗洗淨，撥開去核，最
後將前述配方一併放入鍋中熬煮成粥，最後滴幾滴生薑
汁，即可食用。喜歡甜食的人，不妨加些適量的冰。

130

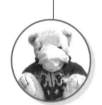

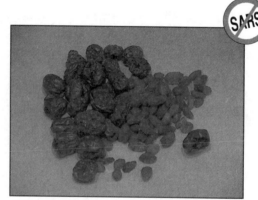

紅棗、枸杞煮成粥、熬湯，既美味又可養身補
氣，且沒有中藥的特殊氣味，不論大人或小孩都
容易接受。

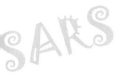

　　第二套是「四君子飯」。不想吃粥的人，可以製作「四君子飯」，材料與作法與「四君子粥」相同，但放入電鍋內、外鍋的水都減量為一杯。

　　第三套是「止咳免疫提升玉露」。利用具有健胃益脾功效的小米與蓬萊米，以及有下氣止咳效果的苦杏仁，製作成「止咳免疫提升玉露」，作法是將半杯有機蓬萊米與十公克小米洗淨，浸泡於清水中；將四十公克的苦杏仁去皮尖洗淨浸泡於清水中；先將米與小米加水放入果汁機中，打成均勻的米漿；再將苦杏仁加水放入果汁機打成杏仁漿；將煮開的四杯水，緩緩加入米漿內攪均勻，再徐徐加入杏仁漿攪拌均勻，改用小火燜煮十分鐘後，最後加入適量冰糖，即可趁熱食用。

　　第四套是「固本培元明目元氣露」。將一兩黃耆加水六杯，放入電鍋內鍋，外鍋加水四分之三，煮至開關跳起，濾去殘渣，成為黃耆湯汁；次將一杯米洗淨浸泡於清水中，以果汁機加水打成乳白色，用紗網過濾；將枸杞洗淨加水放入果汁機中，打成汁，過濾後待用；最後將黃耆湯汁煮沸後，除加入米漿攪拌均勻外，再加入枸杞漿汁煮至枸杞香味溢出，呈現橙色

第六章

玉霧，再加入適量冰糖燜熱後食用。

　　第五套是「銀耳百合強壯食膳」。這一套食膳，可以止咳化痰、寧心、安神，適合一家四至六人食用。首先將十公克銀耳洗淨泡於水中十分鐘，用刀去除黃色蒂頭，加二杯水放入果汁機打碎；四十公克百合挑選除去黑色或褐色不新鮮者，用水搓洗，除去表面雜質，再泡於清水中一小時後待用；二十粒大棗用水搓洗乾淨後待用；最後將打碎的銀耳、泡開軟的百合、大棗及適量冰糖一起放入燉鍋中，先用大火煮沸後，改用小火燉煮至百合熟爛為止。冬天可吃熱食，夏天更可放入冰箱作為冷飲。

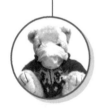

132

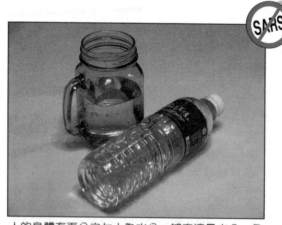

人的身體有百分之七十為水分，補充適量水分，永遠是最好的健康良策。

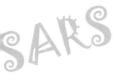

章樂綺／養成飲食衛生習慣就夠了

台北榮民總醫院營養部主任章樂綺表示，預防SARS，就要養成注重飲食衛生的習慣。由於SARS可能透過口沫傳染，因此民眾紛紛戴起口罩，以避免口沫接觸，這是對的。其實，從營養保健觀點來說，口水噴來噴去的狀況早就應該要注意了，例如，自助餐的菜餚陳列，應該要圍隔起來，但一般店家都是將菜餚陳列出來，就算了事了，毫無防護設備。所以，衛生的問題就很大了。又例如園遊會攤位常有現場烹調的情況，這也是非常不衛生的，尤其許多政府單位特別愛辦園遊會，也很少注意這個問題。這種情況看在營養衛生專業人員眼裡，非常不以為然。

此外，餐飲人員每年都應定期進行體檢，絕對不容許有傳染病，工作時也應該戴口罩，這都是本分該做的事，並不是因為SARS來了，才趕緊去做。

章樂綺說，中國人很注重吃，卻不重視衛生，防範SARS的措施如勤洗手、重視消毒、咳嗽時要掩住口鼻、餐飲人員戴口罩等，甚至要求不要吐痰的教育，這些都是老生常談的基本衛生觀念，但並未獲得

第六章

名人教你幾招

重視。

　　從營養專業人員的角度，她觀察到近年幾起重要疫情，包括日本O157型大腸桿菌、香港禽流感以及現在的SARS，這些都是病毒的變種。民眾最初只把它當成是一般的生病，不以為意，結果才驚覺是一場「生物災難」！不僅如此，最近SARS肆虐，甚至還造成醫師的死亡，更引起恐慌。

　　談到對抗SARS，章樂綺覺得，太強調所謂的「偏方」是不行的。事實上，預防SARS不需要什麼太高深的理論，反而只是日常生活中早就該遵行的法則，能夠持之以恆，自然能夠躲過災難。

　　章樂綺認為，此次得到最大教訓的應該是衛生機關，因為凸顯衛生行政出了問題。而就民眾來說，除了戴口罩、躲在家裡還能做什麼呢？她表示，那就是回歸最基本的做法，在日常生活中注重整潔乾淨，以及加強飲食衛生觀念。

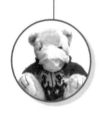

孫安迪／帶回北京協和醫院中藥方

　　台大醫院醫師孫安迪說，對於SARS，民眾不必過於恐慌，香港致死率高可能與香港醫師在治療初期

134

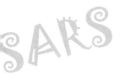

用了大量類固醇方法有關，因為類固醇可以抑制病情，但也會降低正常的免疫力。而且即使與感染者搭乘同一架飛機，目前知道只有極少數人會被感染，這顯示致病與否，與個人抵抗力仍有關。所以，他強調睡眠是提高免疫力最基本的秘訣。減少壓力、多接觸大自然，對身體健康也有好處。

今年四月初，孫安迪前往中國大陸講學，帶回一帖由北京協和醫院中醫部和上海中醫藥大學聯手調配的中藥方。

他提供的一天份基本藥方是，土茯苓、牛蒡子、黃耆、黃芩、薄荷、桑葉、防風和連翹等藥材各六克，但黃耆可增加為十二克，另外可再加入六克紅棗及十克野菊花改善口感。做法是將薄荷以外的藥材先浸泡半小時，置入砂鍋，用三碗水淹過藥材約一、二公分，以小火慢熬煮至一碗水的量，起鍋前五分鐘再加入薄荷，一次喝完。

孫安迪指出，同一份的藥材可重複煎煮三次，一天內喝完。如果沒有砂鍋，可以用不鏽鋼鍋，但千萬別用鐵鋁鍋，以免干擾藥效。

孫安迪說，這帖中藥方是北京協和醫院中醫部員

工用來預防SARS的藥方，原本只有協和醫院的員工知道，原始配方流傳出去後，又經過上海中醫藥大學基礎醫學院院長李其忠修改。藥方中的土茯苓、連翹和野菊花具有清熱和解毒功效；黃耆與紅棗可提高免疫力；黃芩可清熱、去燥濕（即退燒）；連翹還有抗菌作用。他說，綜合來看，這帖中藥方具提高免疫力的作用，於是將藥方帶回台灣。

　　許多民眾熱衷服用板藍根，但孫安迪認為，板藍根價錢畢竟不便宜，這帖藥方最大的好處是便宜，一帖藥大約新台幣五、六十元就可以買到，而且沒有副作用。不過這帖藥比較苦涼，如果喝了不習慣，可以再加一些枸杞，味道比較甜。

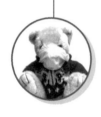

　　孫安迪說，在提高免疫力同時，也要平衡免疫力。因為病毒進入體內會產生大量自由基，以感冒大流行時為例，如果一個人免疫力差，自由基又不能排除，就會比別人容易感冒。幫助自由基排除，孫安迪建議平日多吃紅、黃、綠等各種顏色的蔬菜，而且「越綠越好」。

　　還有一種很健康的飲料是果汁。孫安迪建議每天將紅蘿蔔、紅蕃茄、甘藍菜、奇異果放進果汁機，打

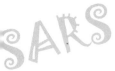

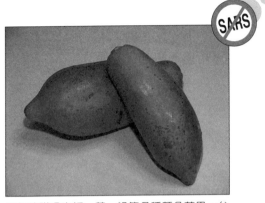

醫師建議多吃紅、黃、綠等各種顏色蔬果，台
灣木瓜向來多產又便宜，一時成為民眾防疫
SARS的最佳水果。

成汁來喝，如果加一些蘋果或葡萄（連皮帶子）一塊
兒打汁，味道會更好。

　　要增強抵抗力，孫安迪認為，最基本的就是睡
眠，每天晚上一定要在十二時以前睡，若下午二時能
午睡一下會更好。因為人的身體在每天晚上十時開始
分泌褪黑激素，凌晨一時達到高峰，以調節身體平
衡，如果晚上十二時還不睡覺，身體一定會比較疲
憊。

鄭金寶／如何吸收免疫營養素？

　　臺大醫院營養部副主任鄭金寶認為，人體的免疫

第六章

名人教你幾招

系統是抵抗疾病入侵的首要防禦系統，由淋巴腺、胸腺、骨髓及脾臟，製造很多種類的免疫細胞，為數最多的免疫細胞是淋巴細胞，而淋巴細胞又分為兩大類：T細胞及B細胞。T細胞是由骨髓細胞製造，在胸腺發育成熟，主要功能是抵抗細菌、病毒及癌症。而B細胞是生產抗體或免疫球蛋白。當血液中受到病毒、細菌侵襲時，B細胞會製造抗體攻擊敵人。另一種吞噬細胞則可吞食外來的大細菌或異物，例如，肺部吞噬細胞可清除入侵氣管的灰塵，盡到保護人體的功能。

138

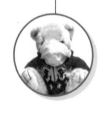

蛋白質是構成抗體、免疫細胞的主要營養素。飲食中必需有足夠蛋白質才能製造足夠的免疫球蛋白及各類抗體，尤其生病時，如果只吃稀飯、清湯，不但營養不足，更不必提免疫力了，市售之營養補充品，可補充足夠蛋白質。至於維生素A、C、E及礦物質鐵、鋅等對免疫系統有不同作用；維生素A、C、E具抗氧化作用，可保護表皮細胞的完整性，免於傷害，而鐵、鋅在免疫功效及維持身體正常功能方面，都扮演相當重要的角色。

至於與免疫作用有關的食物，包括魚油、茄紅

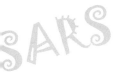

素、優酪乳……等，在體內扮演的免疫機轉各有不同。

人體的抵抗力以及免疫力是否足夠？與平時的健康狀況有關。適當正確的營養是保健根本之道，身體能正常的運轉，更需要充足的各類營養素，因此，想要增強抵抗力，提升免疫功能，除了足夠的免疫營養素之外，也須注意：

(一)、適量飲食習慣：現代人的生活往往過食，吃進去太多不需要的食物，因而造成囤積，而增加身體的負擔（體重上升）。若能適度的攝取，也能適度的排出，以維持健康的體重，也較能掌控健康的條件。多樣化選擇食物種類，每天搭配紅、橙、黃、綠、黑、白等不同顏色的食物30至35種組合，以獲取多樣化的營養素，當然包括免疫營養素。每餐七分飽，適量進餐，不過度暴飲暴食，亦不過度飢餓，而讓身體承受不必要的壓力。

(二)、慢性病患應依照醫囑，飲食之限制照舊，不能以增加免疫力為理由而偏頗食物，影

139

第六章

名人教你幾招

響控制。

（三）、喝酒、抽菸、嚼檳榔都會增加體內免疫營
養素的消耗。盡量減少不良惡習，以免降
低抵抗力。

（四）、孕婦、幼兒及老年之飲食照顧宜加強蛋白
質及六大類營養素，平時掌握均衡攝取各
類食物，避免疾病的發生。

（五）、運動不宜過度激烈。有報告指出，太強烈
密度的有氧運動，反而會使免疫力下降。

（六）、充足的睡眠習慣，及定時排便習慣。需補
充足夠水分及纖維以維持正常的消化吸收
等代謝功能。

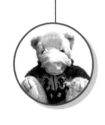

（七）、保持心情開朗。疾病是由生「氣」所引起
的，人類的疾病，往往與壓力有關，保持
心情愉快則免疫力亦隨之增強。

許多民眾總希望透過健康食品等來加強身體功
能，殊不知，並不是每個人都需要補，也不是每個人
都可以補；正確的飲食才是一切保健的根本。一味捨
本逐末地亂吃所謂的「健康食品」，到頭來花錢又傷
身，真是得不償失。

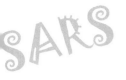

鄭金寶說，有些民眾一感到疲倦、壓力，或因免疫力下降而引起不適時，總是先買些健康食品來補充，以為吃健康食品就能治百病，事實上那是不可能的事！

其實，健康食品確實含有人體所需的營養素，對剛好缺乏的人而言，或可達到補充及改善的功效，但畢竟不是醫療藥品。因此，食用健康食品前應經衛生署核可之健康食品、能對症下藥，並評估服用後的藥效及價錢是否合理。

李政育／選對中藥加上針灸 可抗SARS

台灣知名的中醫師李政育表示，SARS病毒早在數萬年前即已存在，透過密閉的航空器自赤道附近地區不斷向外傳播，他說，對抗SARS病毒最好的辦法就是提高自身的免疫力，至於已有發病症狀者，只要服用適當中藥配方，再搭配針灸，三日內病情即可好轉。

李醫師說，如果已有發病症狀，一定要吃藥粉，他提出療效佳的中藥治療配方，對於身上關節肌肉疼痛、肺炎、咳喘現象者，屬「陽明表熱」型，可以葛

141

第六章

根湯加黃芩三錢、黃連三錢、青蒿四錢、知母四錢及地骨皮四錢熬藥服用。如果肌肉疼痛嚴重，可以加重葛根湯的分量。

至於腸胃不舒服、噁心、嘔吐、發燒的病患，屬「陽明腑症」，可服用葛根芩連湯加麻黃三錢、杏仁三錢、青蒿四錢、知母四錢、地骨皮四錢。如果咳嗽喘得嚴重，就必須加強麻黃的分量；如果發燒或腹瀉症狀嚴重時，將黃連解毒湯加到四至六公克，病情即可穩定。

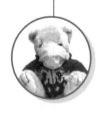

李政育說，黃連可以直接撲殺細菌病毒，並可誘發體內的免疫細胞，大量攻擊侵入體內的病毒，根據多項基礎科學的研究，黃連對各種細菌病毒的療效比所有的抗生素總療效來得更好，而且黃連的使用對象更廣。

如果病患正處在急性發作期，李政育說，可以搭配針灸治療，放血的穴位依序是大椎、陶道、經渠和列缺。針灸的穴位則有風池、合谷、尺澤、太沖、三陰交、足三里等。

在平日強身預防方面，李政育也針對不同體質提出不同的藥方，對於體質強壯、常有口臭者，可以買

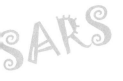

三錢黃連煮水喝；身體有表熱，易長青春痘、頭目風熱者，可以菊花、金銀花各三錢煮水喝；如果平常身體較虛弱者，可以黨參（白皮黨）、黃耆（北耆）各三錢煮水喝。

對於有特殊原因非得到疫區訪問的民眾，李政育也有針對疫區的預防藥方，建議民眾可以在出發前購買以科學中藥製成的黃連解毒湯、葛根湯各二克，一日服用三次。

在中醫界享有盛譽的李政育表示，事實上早在數萬年前，自福建台灣以南，印尼以北沿著赤道的地區即存在有SARS病毒，現在藉著密閉的航空器，將病毒傳播到各地區。他反對使用類固醇或抗病毒藥物治療SARS，因為易產生負作用，對身體造成更大負擔，中醫的療法，可以強化自身的防疫能力，全面撲殺入侵的病毒。

除了中藥藥方，李政育還提出提高免疫力的小妙方，就是以具有食物揮發油，屬辛香、辛溫、辛辣食材，如：蔥、薑、蒜、胡椒、辣椒、韭菜、九層塔、紫蘇、洋蔥、芥茉等，用力吸後，除了可以在鼻黏膜或氣管黏膜形成一個保護膜，並能誘發刺激全身性的

第六章

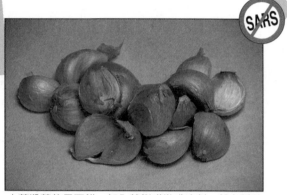

大蒜殺菌效果不錯，加入菜餚或當成嗅劑，都有誘發
人體抗體聚集的作用。

144

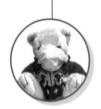

抗體聚集，其中大蒜的效果最佳，這些食材不僅使用
而且可隨身攜帶。

　　至於最近被熱烈討論的醋，李政育認為，在居家
噴醋不如聞醋，用嘴哈氣，效果更佳，因為醋可以在
鼻孔黏膜或氣管黏膜上形成一層醋膜，並大量聚集抗
體，如此即可預防抵抗病毒，不過如果不幸患病，仍
要靠藥物治療。醋的選擇，只要是市面上一般的食用
醋即可。

莊雅惠／建議喝烏梅湯、養生粥

　　台北市立婦幼綜合醫院中醫師莊雅惠認為，強身

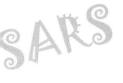

抗病毒的中醫方法，不必盲求，從生活常用的飲食也可得到，常飲用烏梅湯及養生粥，也同樣有效。順應節氣的變更，可善用藥膳和穴位按摩來加強呼吸道與腸胃保健，自然能提升對各種病毒感染疾病的的抵抗力。

莊雅惠說，胃疾、肝疾、高血壓、眩暈或失眠等消化系統及精神神經系統疾病好發於春季，尤以如感冒、扁桃腺炎、肺炎、咳嗽、哮喘、胃腸炎等病，應注意保暖及保持良好衛生習慣，用藥不宜過用辛熱或升散之品，如十全大補湯、薑母鴨或麻辣鍋等辛熱食品不宜多食。

她說，中醫古籍即指出「邪之所湊，其氣必虛」，代表身體抵抗力強盛時，不僅外來的細菌、病毒、暑熱、寒氣等病氣無法危害健康，體內的組織器官也不易產生惡變，因此透過藥膳來強健呼吸及胃腸系統，有助提高抵抗力；而攝取均衡營養、避免偏食、儘量不要常吃生冷寒涼、油膩燥熱及辛辣等刺激品，加上充足睡眠、良好的衛生習慣都是抗病要件。

她指出，SARS侵入以呼吸系統為主，因此強壯呼吸系統，使陰陽氣血充沛不絕，就是維持健康的不

第六章

二法門,在強肺的天然方法,除了中藥藥膳及穴位按療法。

她建議,具強壯解毒功效的烏梅湯,及國人常用健胃養生粥,均具強身抗病毒的藥膳。

強壯解毒烏梅湯食譜,使用材料包括:薏仁、黑豆及烏梅各一兩,甘草三錢、紅棗五錢、黃耆三錢、麥冬一兩、適量冰糖。先加三千至五千西西的水,浸泡約半小時,大火煮滾後轉為小火,煮約一小時,過濾後加入冰糖即可飲用。具補氣滋陰,補血生津,止渴解毒,抗過敏,防病毒等功效,但火熱重者須加玉竹五錢;氣虛嚴重者加黨參五錢四。

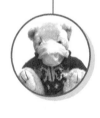

健胃養生粥食譜,使用材料包括:黨參三錢,枸杞一兩,玉竹一兩,桂圓五錢,蓮子一碗,糙米二杯、小米半杯及適量冰糖。先將糙米及小米快速洗淨後,加水浸泡約一小時;枸杞及桂圓除外,將中藥材放入紗布袋中,加三千至四千西西的水,熬煮四十五分鐘,去除藥袋,加入糙米及小米,煮熟後加入其餘材料,滾約五分鐘,加入冰糖,熄火燜約十分鐘,即可食用。具健脾開胃,陰陽雙補,增強免疫功能,但火熱重者加麥冬一兩;陽氣虛弱嚴重者加黃耆三錢。

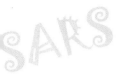

　　她還建議採取經絡按摩保健法，首先將雙手掌根部位放於脊椎與肩胛骨間之多肉區，由上往下，平推至下背部，每回五至十分鐘，每日一至二回，具強化臟腑、提高免疫功能。

　　這兩味強身防病的藥膳及經絡按摩，具有強壯臟腑、增強抵抗力及預防病菌入侵的功效。但在藥膳方面須注意，體內如果有上呼吸道發炎、急性腸胃炎、泌尿道發炎等發炎症狀，則停止食用。

　　此外，她也提供三道中西合璧的花草茶配方：

147

　　抗壓玫瑰茶：玫瑰花 9-12 朵、黃耆 1 錢、西洋參 1 錢、綠茶包 1 包。將黃耆及西洋參切成薄碎片，分 2-3 分；取一分放入杯中，加 250 西西沸水，燜約 10-15 分鐘，最後加入3-5 朵玫瑰花及綠茶，待玫瑰花香味一出，即可飲用，可補元氣、養顏美容、疏肝解鬱，為常用的養生茶。泡製時，陽氣虛者加重黃耆的量，減少綠茶浸泡時間；陰虛者加重西洋參的量；熱症者可加薄荷或白菊花 3 錢，增加綠茶浸泡時間；寒症或血虛者，加桂圓 3-5 片或枸杞 1 錢，減少綠茶浸泡時間。

　　健腦花草茶：茉莉花 5 分、迷迭香 5 分、薄荷 5

第六章

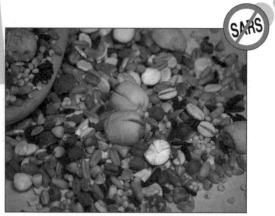

糙米、五穀提供現代人所需的纖維質和維他命，
可自然增加對病毒的抵抗力。

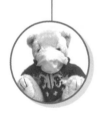

分、西洋參 2 錢、枸杞 5 錢、何首烏 1 錢（約 2-3 天
分）。將材料分 4 分，每次取 1 分加 250 西西沸水沖
泡，燜約 20 分鐘後飲用。可補氣血、清虛火、健
腦、黑髮、止痛、健胃消脹，口乾舌燥、咽喉乾癢者
加重西洋參與薄荷 1 錢；四肢冰冷、怕冷怕風者加桂
圓 3-5 片，宜秋冬天氣轉涼之際使用。

菊花明目茶：枸杞 2 錢、石斛 1.5 錢、西洋甘菊
花 5 錢，功效可清肝退火，益氣養血明目，與上述健
腦花草茶功能相似。

第七章
口罩與傳染

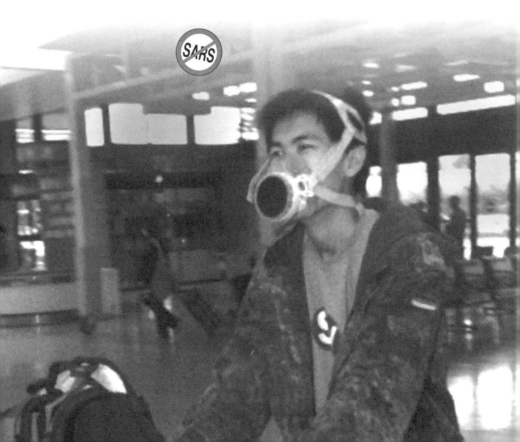

戴口罩真的那麼重要嗎?

在SARS風聲鶴唳下,台灣各地從總統府、行政院到民間公司,都紛紛要求員工及訪賓測量體溫,測量工具也從耳溫槍、額溫槍到熱感應儀,幾乎無所不有。不過,由於嚴重缺貨,買不到耳溫槍的單位,也不得不以量腋溫取代。總之,全台灣到處在量體溫。但是,對於個人來說,惟一能做到的就是:戴口罩。

戴口罩真的那麼重要嗎?世界衛生組織專家卻認為,空氣感染SARS機率極低,因此,除非直接與病人接觸,戴口罩對防止感染SARS是沒有意義的。

但是,SARS已成為全球衛生最大威脅的疾病之一,香港、台灣民眾紛紛戴起口罩以防感染。WHO傳染病專家認為,雖然SARS病例不斷增加,而人對人的近距離接觸還是最主要媒介。以香港爆發的公寓大廈集體感染SARS為例,假如大廈空調系統真能傳播SARS病毒的話,情況將更為嚴重。至於飛機上的感染也是由於近距離接觸,沒有任何跡象顯示,機艙內發生空氣傳染的案例。

WHO專家說,SARS固然有威脅,但必須看情

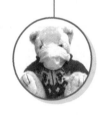

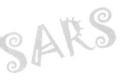

況，如因為害怕會碰到一位病情嚴重到會傳染的SARS病患，而一早出門就戴上口罩；而在車上卻不繫安全帶，將是本末倒置。

專家並且表示，亞洲人在呼吸道感染或著涼時常戴口罩以避免傳染給別人，但最普遍的傳染方式是握手後，再接觸到眼睛與嘴部，因此，面對SARS，戴口罩並不能保證不被傳染。

他說，除非戴特製的口罩，「配合護目鏡，再加上手套」，保護好眼睛與手部，才可能萬無一失。

然而，對香港住民而言，受SARS最大衝擊者莫過於日常生活：再也沒人行握手禮，大家拚命洗手；而台灣方面，很多人建議改以拱手代替握手；統一集團總裁高清愿過去接見客人必定會以握手歡迎，也暫因SARS陰影，改以鞠躬來代替。

儘管如此，如與已知的SARS病患接觸，就必須戴口罩保護，如醫護人員、或探視病患，還是別把生命當兒戲吧！

避免感染SARS，最好戴特製口罩

另外有一種說法指出：為預防SARS而濫戴口

罩，對身體會有副作用，不利於氧氣交換和二氧化碳
排出。

深圳市疾病預防控制中心副主任張順祥說，幾種
情況才需要戴口罩：到醫院看病、病人或醫務人員、
周圍有SARS病人。濫戴口罩對身體有副作用，包括
加重自己的心理恐慌、加重周圍人的心理恐慌，以及
呼吸不方便，不利於氧氣交換和二氧化碳的排出。

由於SARS透過空氣感染機會低，同時根據基本
醫學觀念，除非直接與病人接觸，戴口罩對防止感染
SARS是無濟於事。

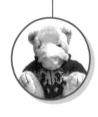

SARS令台灣民眾驚慌，紛紛戴起口罩以防感
染，甚至造成口罩奇貨可居，事實上，SARS透過空
氣傳染的機會很小，即使在民航機上的感染都可能是
由於近距離接觸，與機艙內的空氣與空調系統也沒有
太大關連。

事實上，一個人不可能一天二十四小時戴口罩，
必須要經常拿掉，而SARS空氣傳染力強，以戴口罩
防止，根本做不到的。

但WHO專家強調，如與已知的SARS病患接觸就
必須戴口罩保護，如醫護人員、或探視病患，就須要

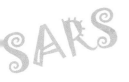

戴口罩。

抗病毒功能口罩，正在開發中

　　由於口罩目前已是現階段的生活必需品了，各地商家無不在研發功能更好的產品。據說工研院化工所執行經濟部技術處纖維科技專案，已開發出應用於口罩的抗病毒加工技術，繼研發出抗腸病毒及流行性A型感冒口罩之後，最近也萃取及純化中藥藥材，以化學合成方式得到抗病毒活性的藥物加入口罩中，可有效抵抗SARS病毒。

　　化工所纖維科專總計畫主持人陳聯泰博士說，兩年前該單位即已投入抗病毒纖維應用產品的開發工作。目前所開發的抗病毒相關藥物，經長庚大學醫事技術系及基礎醫學研究所進行實驗評估，證實對腸病毒71型及流行性A型感冒病毒有抑制的活性，相關藥物成分正在申請專利中。

　　化工所目前將相關藥物使用於口罩及空氣過濾材，搭配靜電加工材質，成功開發出具有抗腸病毒及抗感冒病毒與殺菌之複合功能性口罩，在空氣過濾過程中，可以主動攻擊病毒之空氣過濾材，相信對保護

153

第七章

口罩與傳染

人體會更具威力。

　　據說，抗病毒藥物來源是使用中藥進行萃取及純化工作，也可進行化學合成方式得到具有抗病毒活性的藥物，實用性相當高。這項技術的開發策略，為法人研發單位搭配學術界共同進行藥物開發工作，終能順利成功開發藥物，並使用於最終產品，希望能在最短時間內大量生產，來應付市場的需求。

辨識真假口罩，台灣應建立口罩認證制度

154

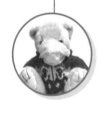

　　台聯籍立委林志隆表示，在SARS疫情影響下，口罩價格飆漲，尤其是阻絕效果較佳的「N95」規格口罩，在國內並無相對檢驗規格下，導致民眾高價購買到無法阻絕口沫傳染SARS病毒的假口罩或無效口罩，因此，他呼籲政府此時應建立口罩認證制度。

　　為了這一點，林志隆曾經召開過記者會，會場陳列林林總總的各式口罩，並取糖水混合以噴霧方式進行測試，結果許多價格昂貴的「N95」規格的口罩，多半無法阻絕而讓測試者聞到甜味。

　　林志隆表示，在面對SARS疫情時，國際研究單位都建議戴用微粒阻絕率達百分之九十五的「N95」

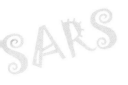

美規口罩來防止病毒口沫傳染，可是在國內未建立認證制度下，各廠商都可自稱產品符合「N95」或「FFP1」歐盟規格。這對消費者來說，太沒有保障了！

　　照目前的情形來看，戴上口罩是自保的最後一道防線，但是歐美日本及韓國、澳洲等國都有認證制度，保證品質。因此，他們的民眾都不必像台灣人民要努力學習如何辨識真假口罩，因為一定是真的。但台灣就沒這麼幸運了。這個問題若不解決，社會上可能有一批人天天有戴口罩的需求，卻又可能會受到不合格口罩的威脅。因此，他呼籲政府此時應積極建立台灣自己的口罩認證制度。

　　不過，據了解，國內著名奈米科技紡織品廠商投入SARS防疫行列，以奈米科技生產的抗菌口罩重複清洗兩百次後，仍有百分之九十五以上的抗菌效果，該項產品已獲得台灣紡拓協會的功能認證，每個口罩售價近八百元，是國內最貴的長效型口罩。

第七章

口罩與傳染

如何正確使用適當口罩，才能有效防範SARS？

　　醫學專家說，不是所有市面上的口罩都能有效避免感染SARS。選戴正確的口罩和正確的使用才能發揮防範細菌感染的功能。

　　新加坡家庭醫生學院理事會主席張伯炎教授解釋說，目前市面上口罩主要分N95口罩和手術用的口罩兩種。它們各有不同的功能。N95口罩是用來避免戴著的人被感染；而手術口罩則可以避免帶病者將病毒傳染給他人。

　　其實，N95口罩是無法避免病人將病毒傳染給他人的。

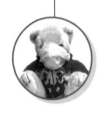

　　他表示，一般人要避免受感染，最好的是戴上N95口罩，但是如果沒有這類口罩，保護效用較低的手術口罩也可以。口罩必須大小適合，戴的方式也必須正確，口罩才會有效。此外，心臟或呼吸系統有困難的人不適合戴N95口罩。一般人戴口罩時還應注意是否有頭暈、呼吸困難和皮膚敏感等問題。

　　口罩製造業者說，戴杯狀口罩時，可將雙手蓋著口罩嘗試吹氣，檢查是否有空氣從口罩邊緣外漏，如

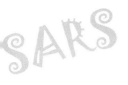

果口罩蓋不緊，就要重新調整位置後再戴過。至於產品標示N95的名稱，表示符合美國食品和藥物管理局的標準，有九成五以上的效果可以過濾細菌。

市面上賣的口罩，一般分成長方形和杯狀兩種。長方形口罩至少要有三層紙的結構才有防護的作用。使用者一定要把口罩上的鐵絲按在鼻樑上，再順著鼻樑將整個口罩攤開來，才有效。至於杯狀口罩則要確保口罩貼在臉上夠緊密，呼出空氣不會外洩才有效。

157

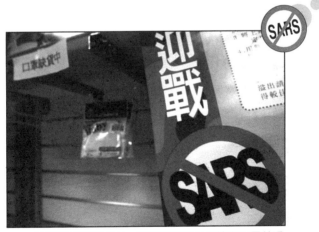

SARS疫情持續席捲全台，銷量最好的耳溫槍和口罩普遍呈現缺貨狀態，一家藥局的口罩貨架上只剩下少量的兒童用口罩，業者表示已趕緊向廠商訂貨以供應民眾的需求。(圖文:王錦河)

第七章

口罩與傳染

以目前市售最具抗菌效果的N95活性碳口罩為例，每只八十元，在醫院使用四小時後就應該更換，醫護人員每日至少使用二至三個才行。

根據北京中醫藥大學東方醫院呼吸熱病專家周平安的說法，清洗口罩，最好四個小時換一次。如果沒有消毒液，用普通香皂洗也可以。最重要的是：口罩一定要晾曬在陽光下，因為紫外線有很好的殺毒作用。市場上有一種活性炭的口罩，因為沒辦法清洗，所以使用一天後就應丟棄。

158

選口罩一定要與臉型密合

很多人戴口罩預防SARS，在口罩密合方面常提出問題，專家特別介紹自我檢視法。

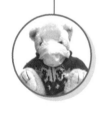

行政院勞工安全衛生研究所說，正確佩戴口罩就是要確保口罩能氣密，空氣洩漏率應低於百分之十，一般最簡單的做法就是使用自己的感覺，如果能感到空氣流過口罩與臉頰間或口罩與鼻樑間的細縫，就代表不氣密，在不破壞口罩佩戴情形下，用雙手盡可能蓋住整個口罩，輕輕吹氣，一般空氣應該從口罩流出，不應從細縫流出。

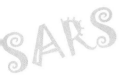

　　其次，也可使用糖精溶液噴霧在四周，口腔若感覺到甜味，就是糖精噴霧已從細縫被吸入，代表不氣密。

　　行政院勞委會安全衛生研究所指出，口罩有不同等級，保護程度也不同，最重要的是一定要與佩戴者的臉型密合，否則有害物質仍會隨空氣從細縫被吸入。

　　安全衛生研究所說，最近許多人戴的N95型口罩是美國依過濾布效果對口罩進行分類的一種，比N95過濾效果更高的還有N99、N100等，相類似的歐盟產品分類是FFP1、FFP2及FFP3，澳洲產品分類為P1、P2、P3，日本產品分類為DS1、DS2及DS3，數字愈高代表等級愈高。

　　安全帽如不正確使用，會有危險的，戴口罩也是一樣。正確使用口罩，最重要的就是一定要與佩戴者的臉型密合，否則有害物質就會隨空氣從細縫被吸入。

　　安全衛生研究所說，因有密合的考慮，口罩有不同空氣的比率是百分之一，半面體是百分之五，拋棄式達百分之十，就保護系數來看，N95全面體是十

第七章

五，半面體是十，拋棄式是百分之五。

保護係數最高的是N100全面體口罩，達百分之百，不過，除非是接觸嚴重病患，一般人不必戴到這麼高級的口罩。

口罩沒戴牢的嚴重後果

香港醫政當局披露，香港第一名因SARS喪命的醫護人員——屯門醫院護理長劉永佳，是在替SARS重症病人喉部插管時，因病人溢出的唾液飛沫飄入其眼罩或N95口罩邊緣縫隙而染病，顯見戴了眼罩或口罩仍不能百分之百防範SARS。

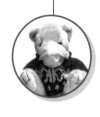

至於台大醫院蔡姓醫師罹患SARS，主要是由於他協助進行病患的氣管插管時，口罩沒有完全貼合臉部，吸入病患劇烈咳嗽噴出的飛沫。事實上，最好的醫用口罩在更換濾網後，是可以重複使用的，這樁醫師在院內感染事件，絕不是因為口罩重複使用。

蔡姓總醫師是在三月十七日上午穿著防護衣帽口罩，進入染上SARS的勤姓台商太太所住的病房，下午又與一位住院醫師、另一位總醫師、兩位護士再度進入勤太太的病房進行氣管插管。

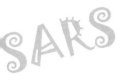

　　蔡姓總醫師知道勤太太是SARS病人，他主動協助插管，當時他站在病床側，靠近勤太太的腹部，勤太太在插管後劇烈咳嗽，大約一個小時左右。

　　事後，蔡醫師回想，可能是N95口罩沒戴牢，在那時吸入了帶有病毒的飛沫。蔡醫師在三月二十一日自行隔離，三月二十五日住院隔離。

　　台大醫院感染科主任張上淳表示，當時站在勤太太頭頂、頭兩側、胸部的醫護人員都沒有感染，從台灣首例SARS病例勤先生被診斷出來後，勤先生和別的SARS病人曾到別家醫院診所就醫，這些醫護人員迄今也沒有人發病或感染。

　　由於外界並不清楚蔡姓醫師生病的真相，所以曾有一度謠言滿天飛。例如，有人說台大醫院讓醫護人員重複使用P100口罩所造成的。另外也有人說，是隔離病房外洩氣體。對此，台大醫院也做了說明。

　　張上淳表示，P100口罩是比N95等級更高的口罩，這種口罩就像防毒面具一樣，原本的設計就是更換濾網後即可重複使用；隔離病房雖然不是完全緊密，但是有兩道門，而且負壓式的獨立空調，空氣只進不出，病房內的病原根本是不會逸出的。

第七章

口罩與傳染

哪些職業的工作者，必須戴口罩？

前台灣大學公共衛生學院院長林瑞雄以流行病學的角度分析，一個人得病後的二至三週內，是SARS發病的高峰期。根據相關報告顯示，醫護人員、可能病例的家屬都是高危險群。

根據在香港和新加坡的報告也顯示，在香港感染者，多半是照顧病患的醫護人員和親密接觸的家屬，此一病毒必須在近距離（一至二公尺）、短時間（飛沫停留三十分鐘在空氣中）內才會感染。

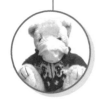

林瑞雄表示，根據他分析三名可能病例的中鼎員工的感染過程結果，當時中鼎員工在飛機上的座位就在一位七十三歲帶原者的前一排，因此他更加確認是飛沫傳染。

他也認為，病人有五至十四天的潛伏期，在出現咳嗽症狀時，並不會發生傳染，只有在發燒三十八度二至三天後，會出現呼吸道感染症狀，才具有傳染力，一般人若沒有和感染者親密接觸，是不必戴口罩。

那麼，哪些職業的工作者，必須戴口罩？台灣衛生署建議與民眾有近距離接觸的美髮、美容、算命師

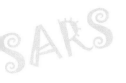

等業者，及前往消費的顧客應該全面戴上口罩，以防止SARS疫情擴散。

和平醫院爆發集體感染事件，因第一時間處置不當，致使許多有感染之虞的人員已跑至社區內，為防止疫情蔓延，衛生署建議與外界有近距離接觸民眾，尤其是美容、美髮業者、算命師等，在這兩個禮拜「危險期間」應該全都戴上口罩。

SARS病癒後，仍需觀察一段時間

中國大陸工程學院院士洪濤聲稱，對於臨床治癒的SARS患者，應反覆分離化驗其分泌物，確定轉為陰性後，才可視為康復出院。

他表示，夏天病毒不易傳染，光憑太陽光的曝曬，病毒就活不了了。

部分香港專家表示，暫時不能確定SARS病毒在人體內的停留時間，所以病人痊癒後，仍需要隔離一段時間，洪濤表示贊成。他表示，臨床症狀表現治癒，並不能表示體內已沒有病毒。患者仍可能具有傳染性，這種現象是很常見的。對臨床表現已恢復正常的SARS病人，應留院觀察一段時間，反覆化驗其分

泌物，如唾液、痰、糞便等，確定化驗結果轉爲陰性後，才能視爲完全康復，允許出院。

爲什麼SARS病癒後，仍需觀察一段時間呢？

洪濤表示，專家們在試驗SARS的過程中，分離出衣原體和冠狀兩種病毒，對於它的致病原因，目前更傾向於衣原體與疑似冠狀病毒共同作用，但究竟是哪種病毒先起作用，還必須透過實驗來了解。冬季和初春是病毒易被廣泛傳染的時節，而夏天則是病毒傳染的低潮。衣原體病毒是在相對低溫和濕潤的環境下生存和繁殖的，所以衣物上沾染的衣原體病毒，可利用太陽光曝曬，以及利用福馬林薰泡，來使病毒減絕。即使不經任何消毒處理，衣原體病毒也會在兩、三天內自行死亡。

病人出院後，會不會傳染給他人？

中國大陸醫學傳染病專家周先志稱，SARS病人康復後，將不會傳染給他人，因爲SARS是由變種冠狀病毒引起的一種新的呼吸系統傳染性疾病，而目前SARS病人的傳染性，主要在發病早期，尤以剛發病時，那時的病毒可以說是最強的；但當SARS病毒逐

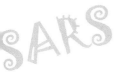

漸被身體免疫力清除後，傳染力也就沒了。

　　至於SARS病人康復後，會不會復發？周先志認為，只要符合出院標準，注意多休息、加強營養、定期複查，一般來說，應該是不會復發的。

　　為防止SARS病人出院後復發，大陸衛生部專門提出SARS病人的出院三項標準：

一、停用退熱藥物或腎上腺皮質激素後，體溫正
　　常七天以上。

二、呼吸症狀明顯改善。

三、胸部X光片肺炎症狀有明顯改善。

　　SARS病人同時具備上述三個條件後出院，就表示身體基本上已經康復了。

　　香港醫院管理局今年四月卅日證實，有12名SARS病人痊癒後病情復發，6人已康復出院，6人仍在醫院治療。許多病患最擔心，好不容易戰勝SARS，是否會二度罹病？台大醫院感染科主任張上淳表示，未看到香港復發病人的治療情況，無法了解實際情況；不過，病毒感染後，病患體內就會產生抗

165

第七章

體，一般而言，再次接觸同一種病毒，多數都會有抵抗力，二次感染的機率很小。

台大醫院小兒感染科主治醫師黃立民說，人體有一種自然的機制，病毒感染的急性期間，不會再感染第二隻病毒；因為當有病毒入侵體內時，人體的細胞就會分泌干擾素，病毒感染急性期，體內干擾素濃度會一直上升，第二隻病毒根本進不來。所以，如果一周、兩周內二次發病，很可能是根本沒治癒；若兩次發病時間相隔較長，則可能感染了其他病毒。

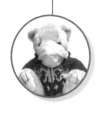

台灣衛生署副署長李龍騰表示，當社會的恐慌已經成形，所有跟SARS相關的人都難避免會被「貼上標籤」。但越來越多的資訊告訴我們，即使是曾經感染過SARS的病人，一旦出了院，再經過十天的追蹤沒有復發，就表示真的已經好了，不會再傳染給他人。

他說，曾經感染的病人是這樣，與感染者有接觸而被要求居家隔離的一般民眾也不例外，如果十天內沒有再發病，就可以推論沒遭到感染；既然未曾感染，就不可能傳染給別人。有關單位既然解除了居家隔離，就代表這個人沒有問題。所以，我們對曾經死裡逃生的患者，應以平常心看待，不必過度緊張了。

166

第八章
必須糾正的觀念

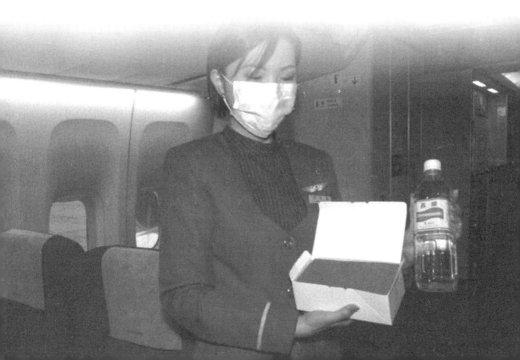

吸菸，無法防止SARS病毒

傳言指吸菸可預防感染SARS，完全是一種謬誤。

這是香港地方媒體報導所引發的傳聞，當地衛生署發言人早就強調，所謂「吸菸可預防感染SARS」是毫無根據的。預防SARS，不僅不該有這種謬誤的認知，甚至應該要立即戒菸才對，因為吸菸降低身體抵抗力、增加受感染的機會；並且由於吸菸過程中，手會重複而頻密地觸摸到口、鼻，病毒反而更容易經由這個途徑感染。此外，吸菸時不可能同時戴口罩，所以必然降低了自我保護的能力。

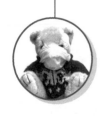

吸菸損害心肺功能，萬一不幸染上SARS，吸菸者的痊癒機會可能還會更差。

香港衛生當局警告，「吸菸會破壞心血管系統。如果吸菸者感染SARS，復元的機率將降低。」

地方媒體引述廣東省衛生專家的話說，由於該省大多數SARS感染病例是非吸菸者，因此，吸菸者可免於感染SARS。

世界衛生組織估計，全球每年有四百二十萬人死

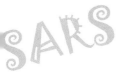

於吸菸；而香港每年約有五千五百人死於吸菸，每年與吸菸有關的醫療支出達數百萬美元。自一九九八年七月以來，香港的購物中心、百貨公司、銀行和超級市場即嚴禁吸菸。有兩百多個座位的餐廳必須指定三分之一空間為非吸菸區。

值得癮君子注意的是，抽菸不僅降低免疫力，且香港疫情調查發現，感染源是京華酒店裡的「吸菸樓層」，吸菸和這一項傳染病似乎存在微妙關係。

香港正考慮是否對餐廳、酒吧和卡拉OK場所實施禁菸，並將此一禁令擴及各級學校和辦公室，以為香港六百八十萬居民提供較乾淨和健康的生活環境。

點蚊香驅除SARS病毒，毫無作用

SARS疫情擴大，正當政府全力防疫之際，各項小道消息卻似乎在幫倒忙。渲染、謠言、少數被隔離人或家屬的情緒謾罵、未經證實的傳聞充斥；加上自行不斷增加的「疑似病例」，透過傳播者的「放大」效果，其實是違反常識的。SARS的衝擊固然很大，但更大的衝擊來自人們的驚慌，誇大了它的傷害效應。

第八章

必須糾正的觀念

　　舉例來說，傳聞中薰醋能否對抗SARS病毒、SARS病患治癒後是否具有免疫力、戴眼鏡是不是可以預防SARS病毒、多喝中藥是否能預防SARS⋯⋯這些市面上種種說法，中國大陸中藥專家曾在媒體以問答方式解說正確預防SARS的知識，避免以訛傳訛。

　　關於戴眼鏡可預防SARS病毒侵犯的說法，北京中醫藥大學東方醫院呼吸熱病專家周平安說，空氣飛沫中的SARS病毒會直接侵犯眼結膜、鼻黏膜，因此戴眼鏡、護眼罩還是有幫助的。但也是到醫院接觸病人時才有必要戴上。在危險區域裡進出之間，應記住：千萬不要用手摳鼻子、挖鼻孔，或揉眼睛。

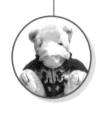

　　他說，至於點蚊香驅除SARS病毒的觀念是不對的。雖然衛生香、檀香都淨化空氣，但對SARS並沒有特效預防作用。因此對它們不要過分依賴，最重要的是要讓空氣流通。另外，消毒後仍要經常開窗換氣。至於薰醋則對SARS病毒毫無預防作用，這是不用多加解釋的。

　　他又說，SARS病原體為變種的冠狀病毒，人體和動物都可以感染。由於過去該病毒並未在人體中出現過，因此人體對SARS病毒沒有免疫能力。SARS病

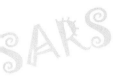

毒在空氣中只能存活三小時，目前SARS的潛伏期有所增長，爲二至二十一天。他認爲SARS在潛伏期已具有傳染力，因此人多的地方儘量少去爲妙。

病患體質虛弱，需要調理，要注意營養均衡和保持空氣流通，別太勞累。治癒後最好在家裡先隔離一段時間。另外，SARS病患治癒出院者對病毒是有免疫力的，一般不會重複感染。

喝中藥秘方預防SARS效果如何？他提醒說，現在沒有任何一種可預防SARS的特效藥。中國大陸中醫藥管理局和北京市中醫藥管理局都推薦了藥方，但並不是每個人都要喝的，沒有患病的普通人就沒必要喝中藥；只有到過疫區以及和SARS病人或疑似病人有過接觸的人，也就是易感人群才應該服藥。

他說，一般小孩的腸胃功能比較弱，最好不要喝。即使服用中藥，十歲左右孩子的藥量，應爲成人的一半；五歲孩子的藥量，應爲成人的四分之一。服用中藥提高免疫力，吃三到五天就可以了，不必一直吃個沒完沒了。萬一出現不良反應後應立即停止用藥。

他指出，中藥要溫服，不能喝冷的。自己家煎的

第八章

必須糾正的觀念

藥由於沒有密封,一天後就不能服用了。如果放在冰箱裡可保存兩天左右。市民也不必大量服維他命C,多吃會中毒,大人可一天服用三次,一次吃三片,小孩要吃少一點。

SARS不可能在體內存活半年

　　香港醫事單位流傳一種說法:SARS的病原體「冠狀病毒」可以在人體內潛伏達半年。但是專家卻認為這種說法沒有科學依據,並且是不負責任的。

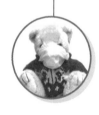

　　中國大陸廣州軍區總醫院的專家說,病毒的潛伏期和存活期是兩個不同的概念,像B肝病毒和愛滋病毒在發病期的病人體內,可以存活半年以上,這是沒有問題的。但是病癒後還會不會存留那麼久,他並不清楚。至於SARS病原體「冠狀病毒」,在病人發病期,高燒、呼吸衰竭時在人體內活動頻繁,病治好後是否還帶毒,這還有待進一步的觀察研究。

　　他說,目前香港沒有一例SARS病人病癒達半年之久,體內還潛伏有病毒。香港專家根本沒有臨床證明、沒有檢測,怎麼能推斷半年後病人體內是否還有病毒。因此,他認為,上述說法只是香港一些人的推

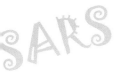

測而已，而這種說法並不正確。

事實上，廣東方面對一千多例SARS病人都做過病毒檢測，只有小部分病例有冠狀病毒，從這段時間的臨床觀察看，潛伏期半年的說法不太可能。至於冠狀病毒可不可以存活半年，也要查過相關資料才能確定。

SARS爆發後，大陸與香港的醫學檢驗對SARS的成因及存活，出現了不同的看法，譬如香港醫學人員確定SARS病原體是冠狀病毒，大陸方面則公布是衣原體。

愛滋病帶原者一旦感染SARS，死得更快

愛滋病毒的共同發現者法國生物學家蒙特尼爾表示，他擔心愛滋病帶原者或愛滋病患者若感染SARS，將如雪上加霜，死得更快。

蒙特尼爾指出，SARS是由另一種病毒「人類免疫不全病毒」引起，它的致命率大約為百分之四到百分之五。但是如果免疫系統再遭愛滋（AIDS）病毒侵襲，致命率就高了。

他說：「如果可能同時感染SARS及AIDS，情況

將十分危險……因此大陸華南的情況尤其令人擔心，在那裡，AIDS方興未艾，而SARS又開始流行。」

　　蒙特尼爾認為，對於這種病毒的傳染路徑及特性，目前才剛開始進行了解而已，還沒有很好的對策。現今對治這種可能致命肺炎的唯一方法，只能利用抗氧化、刺激免疫功能的物質，強化免疫系統，增強帶原者的天然抵抗力。

　　儘管如此，他仍相當樂觀的表示，這是一種百分之九十五患者可以痊癒的傳染病，失控的機率並不會太高，而每年死於流行性感冒的人更多。

　　對於日本的SARS情況還好的原因，蒙特尼爾的看法是，SARS所碰到的問題不同於其他類型的肺炎，而日本人的衛生習慣極佳，將有助於預防感染。這恐怕才是該國目前仍無SARS疫情傳出的原因。

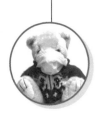

對抗 SARS 自保手冊

著　　　者／曾小歌
出 版 者／生智文化事業有限公司
發 行 人／林新倫
登 記 證／局版北市業字第 677 號
地　　　址／台北市新生南路三段 88 號 5 樓之 6
電　　　話／(02)23660309
傳　　　眞／(02)23660310
郵政劃撥／19735365
戶　　　名／葉忠賢
網　　　址／http://www.ycrc.com.tw
E-mail／book3@ycrc.com.tw
印　　　刷／鼎易印刷事業股份有限公司
法律顧問／北辰著作權事務所　蕭雄淋律師
初版一刷／2003 年 5 月
特　　　價／新臺幣 150 元
I S B N:957-818-514-6

總 經 銷／揚智文化事業股份有限公司
地　　　址／台北市新生南路三段 88 號 5 樓之 6
電　　　話／(02)2366-0309
傳　　　眞／(02)2366-0310

國家圖書館出版品預行編目資料

對抗 SARS 自保手冊 / 曾小歌著. --初版. --
臺北市：生智, 2003[民 92]
面；公分

ISBN 957-818-514-6（平裝）

1.嚴重急性呼吸道症候群

415.4   92007630